AF401671

Dr Georges GÉRARD

d'anatomie à la Faculté, ex-interne des Hôpitaux
Lauréat de la Faculté (1893)
et de la Société des Amis de l'Université (1895)

Le Canal artériel

au point de vue anatomique

(Développement, Situation, Oblitération)

IMP. PETIT-RAGOT
21-23, rue Saint-Jacques, LILLE
1897

LE CANAL ARTÉRIEL AU POINT DE VUE ANATOMIQUE

(DÉVELOPPEMENT, SITUATION, OBLITÉRATION)

LILLE. — IMPRIMERIE JULES PETIT-RAGOT, 21-23, RUE SAINT-JACQUES

LE CANAL ARTÉRIEL

au point de vue anatomique

(DÉVELOPPEMENT — SITUATION — OBLITÉRATION)

PAR

Le Dr GÉRARD

LILLE

IMP. J. PETIT-RAGOT, 21-23, RUE SAINT-JACQUES

1897

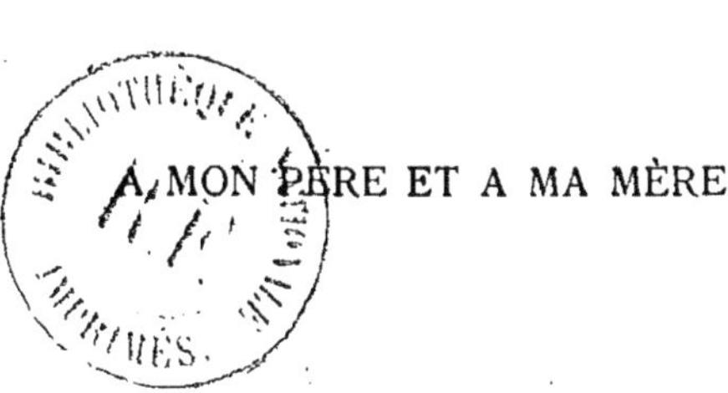

A MON PÈRE ET A MA MÈRE

A LA MÉMOIRE DE M. LE PROFESSÉUR WANNEBROUCQ

(Externat 1895)

A LA MÉMOIRE DE M. LE PROFESSEUR H. LELOIR

(Internat 1896)

A mon excellent Maître et Président de Thèse :

M. LE PROFESSEUR-DOCTEUR CH. DEBIERRE

Professeur d'anatomie à l'Université de Lille
Membre correspondant de la Société de Biologie
et de l'Académie de Médecine
(Adjuvat d'Anatomie, 1894-1897)

A M. LE DOCTEUR FOLET

Professeur de clinique chirurgicale à l'hôpital Saint-Sauveur
Doyen honoraire de la Faculté
Chevalier de la Légion-d'Honneur
(Internat, fin 1896)

A M. LE DOCTEUR G. PHOCAS

Professeur-Agrégé à l'Université de Lille
Chargé de la clinique chirurgicale à l'hôpital Saint-Sauveur
Membre correspondant de la Société de Chirurgie
(Externat, 1894. — Internat, 1897).

A MM. LES PROFESSEURS

WERTHEIMER, LAGUESSE, CARLIER ET BAUDRY

A MES MAITRES DE LA FACULTÉ

A MES PARENTS ET AMIS

INTRODUCTION

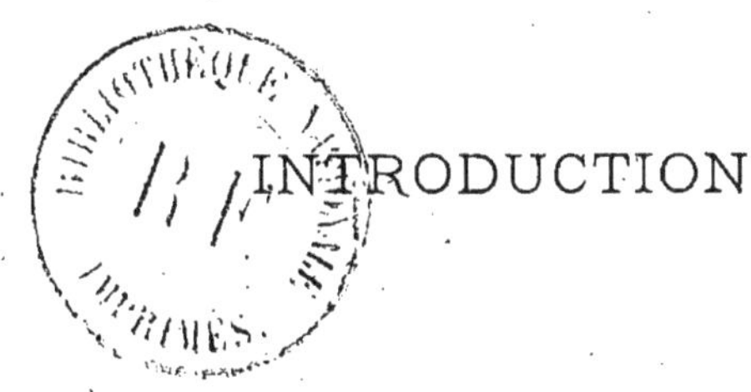

L'avant-propos est souvent la seule partie qui soit lue dans une thèse ; c'est celle qui paraît la plus intéressante, aux yeux du moins de ceux que le sujet ne passionne pas particulièrement ; et les quelques mots placés en tête d'un travail suffisent aux bons camarades pour établir leur opinion et leur permettent d'exercer leur verve aux dépens du nouveau docteur.

Bien que nous soyons exposé aux critiques indispensables en pareil cas, nous nous conformons à l'usage ; nous croirions, en effet, manquer à tous nos devoirs, si nous ne remercions pas publiquement tous ceux qui ont contribué à notre éducation médicale.

Notre première pensée sera naturellement pour nos parents : ils connaissent toute notre affection et savent combien nous leur sommes reconnaissant des sacrifices qu'ils ont faits pour nous ; nous leur en exprimons ici toute notre gratitude, mais nous ne sommes pas assez vains pour supposer que ce travail leur en sera une marque nouvelle et bien grande.

Nos Maîtres de la Faculté ont droit à toute notre reconnaissance.

Nous adressons d'abord un souvenir ému à la mémoire du professeur Wannebroucq. C'est lui qui après nous avoir poussé vers les études médicales nous a conduit, dirigé et formé dans la clinique interne par la rigueur de son enseignement, la fermeté et la précision de son diagnostic.

Nous ne saurions non plus oublier le professeur Leloir, dont nous étions l'interne quand la mort est venue enlever à la Faculté de Lille un de ses professeurs les plus savants et les plus autorisés.

Monsieur le professeur Ch. Debierre est le maître qui, par dessus tout, a droit à notre reconnaissance. Nous avons pu apprécier pendant quatre ans son caractère primesautier, aimable, serviable, son enseignement clair, précis, brillant, sa parole chaude et enthousiaste. C'est lui qui nous a dirigé dans ce travail et nous a aidé de ses connaissances et de ses lumières. Qu'il nous soit permis de le remercier particulièrement pour le grand honneur qu'il nous fait en acceptant la présidence de cette thèse.

A l'hôpital, la vie active, libre et sans morgue des différentes cliniques et de la salle de garde nous a fait contracter des amitiés sincères et durables. Nous nous rappellerons toujours M. le professeur Folet, son enseignement clinique bienveillant, ses allures paternelles, et M. le professeur agrégé Phocas, ses leçons cliniques profitables, sa brillante façon d'opérer : ce n'est pas sans regret que nous quittons le service chirurgical des enfants ; l'intérêt que nous leur portons est, plus que partout ailleurs, compensé par l'attachement qu'ils témoignent à ceux qui les soignent.

Que M. le professeur agrégé Carlier reçoive nos remerciements pour la bienveillance qu'il nous a montrée comme professeur de médecine opératoire.

Que MM. les professeurs Wertheimer et Laguesse, qui ont accepté d'être du jury de notre thèse, reçoivent nos hommages pour la sympathie qu'ils nous ont toujours témoignée.

Enfin nous ne saurions oublier les camarades Gossart et Drucbert qui nous ont prêté leur concours dans la traduction de travaux étrangers.

Ce travail, commencé il y a un an et demie, s'appuie sur 72 autopsies (dont 60 d'enfants et 10 d'adultes). Dans les recherches qu'il a nécessitées, nous avons dû procéder de deux façons ; ou bien nous avions les cadavres intacts des enfants morts à la Maternité et à l'hospice général ; ou bien nous avions les viscères thoraciques (mis obligeamment à notre disposition par M. le professeur agrégé Ausset et par notre ami Paquet, interne des hôpitaux) provenant des autopsies faites dans le service clinique infantile.

Dans le premier cas, le sujet était ou n'était pas injecté. Son âge une fois noté, nous procédions à l'ouverture de la poitrine sans déranger les rapports qui étaient notés à l'aide de dessins superposables ; puis nous établissions, par des mensurations très exactement faites au compas d'épaisseur, le point de réflexion du péricarde sur les vaisseaux de la base, les dimensions du cœur, la longueur et le diamètre de l'aorte, de l'artère pulmonaire et du canal artériel sont rapportés dans les observations qui nous ont permis de rapporter les données générales qui servent de base à cette thèse ; et qui sont résumés dans les tableaux placés après le chapitre III.

Les mensurations une fois notées, nous recherchions si l'oblitération était ou non effectuée.

Dans le second cas, nous devions nous contenter des mensurations. Toujours les canaux et ligaments artériels ont été placés dans l'alcool à 90° ; et la plupart d'entre eux ont été examinés au microscope. On pourra s'étonner du petit nombre d'observations histologiques placées à la fin de cette thèse ; le fait s'explique si on veut comprendre que nous avons choisi parmi les coupes pratiquées celles qui marquent les étapes de l'oblitération. On peut y rapporter naturellement toutes les autres et admettre des variations peu appréciables, en rapport avec le plus ou moins grand nombre des vaisseaux examinés.

Les recherches sur les adultes n'ont pas été nombreuses, malgré le nombre des cadavres que nous avions à notre disposition, et pour la simple raison que le ligament artériel ne nous importait guère qu'au point de vue histologique, et que chez les sujets âgés on trouve des dispositions et surtout des rapports beaucoup moins variables que chez les nouveau-nés et chez les enfants.

Voici le plan général que nous avons adopté.

I. — Développement du canal artériel. Le cœur et les arcs artériels dans la série animale et chez l'embryon humain.

Le canal dans la série des vertébrés.

II. — Topographie des organes thoraciques chez le nouveau-né. — Situation des vaisseaux de la base et du canal artériel.

III. — Le canal artériel. — Étude anatomique.

Direction. — Rapports. — Longuenr. — Diamètre. — Structure. — Le ligament artériel.

IV. — Rôle du canal artériel dans la circulation fœtale.

V. — Oblitération du canal artériel. — Théories. — Recherches et conclusions personnelles.

Conclusions.

HISTORIQUE

Les travaux relatifs au canal artériel sont peu abondants, et généralement, on ne trouve dans les traités d'anatomie qu'une courte note placée après la description du cœur ; nous avons tenté de réunir le plus complètement possible les documents et les opinions épars qui concernent son trajet, sa constitution et la date de son oblitération.

Galien (1) connaissait le canal artériel aussi bien que le trou ovale ; c'est par ce canal, dit-il, que les poumons reçoivent de l'aorte, le sang le plus spiritueux. Cette opinion inexacte se rapporte naturellement à l'idée qu'il se faisait de la circulation ; mais Galien a le mérite d'avoir mentionné le premier le phénomène de l'oblitération qui s'effectue quelques jours après la naissance.

---

(1) Certains auteurs, Duroziez, par exemple, appellent avec raison le trou ovale, trou de Galien dit de Botal et non trou de Botal et ne disent jamais canal de Botal, mais bien canal artériel.

2

« *Pari modo id vas, quod magnam arteriam venæ quæ fertur ad pulmonem connectit, cum aliæ omnes animalis particulæ augeantur, non modo augetur, verum etiam tenuis semper effici conspicitur, adeo ut tempore procedente, penitus tabescat, atque exsiccetur* » (*De usu partium.* Lib. xv, cap. 6).

Les anatomistes du moyen-âge se contentent de copier Galien sans rien ajouter à sa description. Pendant longtemps, le canal artériel passe complètement inaperçu ; il faut arriver jusqu'à *Fallope* qui attire de nouveau l'attention sur lui, et s'étonne du silence fait autour d'un vaisseau aussi large chez le fœtus. D'après sa description, *Vésale* le recherche à nouveau. Les élèves de Fallope, *Arantius* et *Carcanus* le décrivent. Arantius rapporte seulement la description du maître ; mais Carcanus, 1574, est plus complet: « De la partie descendante de l'aorte, dit-il, part un canal qui va se rendre à l'artère pulmonaire. Dans le fœtus, ce canal est éloigné de deux pouces de la base du cœur ; mais la distance est de quatre pouces dans les adultes » (assertion, d'ailleurs inexacte, puisque nous verrons le ligament artériel, formé de tissu cicatriciel, avoir plutôt tendance à diminuer de longueur). « ... Il est grand dans le fœtus et il surpasse les deux branches de l'artère pulmonaire... A l'embouchure de ce tuyau, dans l'artère pulmonaire est une membrane lâche, ou une espèce de valvule ». (Nouvelle inexactitude).

Harvey (1), 1628 (*Exercitatio anatomica de motu cordis et*

---

(1) Nous passons sous silence les travaux de *Botal*, qui donnent une idée fausse du trou ovale et mentionnent à peine le canal artériel.

sanguinis in animalibus) déduit de ses découvertes sur la fonction des artères et des veines la théorie exacte de la circulation fœtale; il y indique assez bien le rôle du canal artériel. « La veine artérielle, dit-il, envoie une branche dans l'aorte, cette branche est le canal artériel ; mais ce n'est pas du tronc de l'artère pulmonaire que sort ce canal, l'artère pulmonaire ne le produit que lorsqu'elle s'est divisée en deux rameaux ». Cette description, signalée par *Lower*, qui la reproduit simplement, déclarée fausse par *Senac*, est pourtant exacte, le canal artériel naissant presque toujours de la branche pulmonaire gauche. Harvey ne parle pas des dimensions ni des rapports, mais établit que le trou ovale et le canal artériel servent à empêcher que le sang n'aille aux poumons, ou au moins qu'il n'y en aille que le moins possible.

On trouve le canal artériel figuré par *Riolan* (1), 1649, avec la mention : *canalis inter venam arteriosam et arteriam magnam* (planche IX, fig. III) et sans indication à la figure II de la pl. XI. Aucune description n'en est faite dans le texte, bien que cette communication, prototype des anastomoses artério-veineuses eut dû exciter la curiosité de Riolan qui admet avec Galien et décrit les anastomoses; il est à remarquer que dans les planches, le canal est très exactement représenté et à sa place, alors que les vaisseaux de la crosse et surtout la sous-clavière gauche sont figurés trop vers la droite.

Les idées de Harvey donnent lieu à une controverse à

---

(1) *J. Riolan.— Encheiridium anatomicum et pathologicum.* Paris, 1649.

j'académie des Sciences de Paris dans laquelle se signalent *Méry* (1) et plus tard *Duverney, Saltzmann, Rouhault, Tauvry* (2), etc.

Needham, à la suite d'examens soigneux, remarque que le canal artériel est plus gros que la veine artérielle, mais qu'il est plus petit que l'aorte, qu'à sa naissance il a un plus grand diamètre qu'à son insertion.

Ridley conclut de l'étendue différente de la valvule du trou ovale qu'il n'entre pas toujours dans l'oreillette gauche autant de sang qu'on l'avait cru ; il appuie son opinion sur la situation des deux branches de l'artère pulmonaire et trouve une nouvelle preuve dans le diamètre du canal artériel. Quand le canal est vide, dit-il, il ne paraît pas aussi gros que l'aorte; mais si on le remplit de quelque liqueur, il y a peu de différence entre leurs diamètres; c'est surtout à l'origine de ce canal que son calibre approche beaucoup du calibre de l'aorte.

Morgagni a fait quelques recherches sur le canal artériel, mais surtout sur le trou ovale.

Malgré tout, les discussions continuent à propos

---

(1) A propos de Méry, j'ai jugé intéressant de rapporter une comparaison célèbre, faite dans son éloge par Fontenelle, qui semble avoir été reprise par Cl. Bernard : « Nous autres, anatomistes, nous sommes comme les crocheurs de Paris, qui en connaissent toutes les rues, jusqu'aux plus petites et aux plus écartées, *mais qui ne savent pas ce qui se passe dans les maisons* » (Fontenelle). « Dans l'état de repos fonctionnel, le sang circule par ces voies plus directes (entre la veine porte et les veines sus-hépatiques), comparable au mouvement d'une foule *qui parcourt les rues sans entrer dans les maisons* ». (Cl. Bernard. Les liquides de l'organisme, 1859, t. II, p. 160).

(2) *Tauvry*. — Traité de la génération et de la nutrition du fœtus. Paris, 1700.

surtout du rôle physiologique, du mode et de la date
d'oblitération, sans ajouter d'ailleurs aucune connaissance nouvelle « Je conserve, dit *Vater* dans un de ses
discours, deux cœurs: l'un, d'un enfant d'un an, l'autre,
d'un enfant de quinze semaines; dans le premier cas, le
trou ovale est ouvert et est traversé par une fibre charnue; dans l'autre, le trou et le canal artériel ne sont
point fermés. »

On trouve encore quelques mentions dans les descriptions de *Trew, Cyprian* et *Haller* (6e volume des commen-
taires) ; *Senac* l'estime un organe essentiel qui peut seul
soutenir la vie du fœtus. Il est juste de citer en passant
son ouvrage considérable et très documenté (Traité de
la structure du cœur, de son action et de ses maladies.
1749, 2 vol.)

Rouhault entre dans quelques détails. « L'artère
pulmonaire est double de l'aorte dans le fœtus de six à
sept mois ; le canal de communication est une branche
de l'artère pulmonaire » (c'est aussi l'avis de Haller) ;
« il est plus grand qu'aucun des autres deux rameaux,
et il est presque égal au tronc de l'aorte; le calibre de
ce tuyau diminue à mesure que le fœtus avance en âge.
Pour ce qui est du tissu du canal, il est bien différent
du tissu des artères, il est plus fragile. »

On trouve encore dans Senac la discussion vaine qui
s'éleva, au milieu du xviiie siècle, à propos de l'origine,
du trajet, du volume du canal artériel. Nous ne la rapporterons pas, et signalerons seulement que les auteurs —
se fondant sur un trop petit nombre d'autopsies — sont
en désaccord principalement au point de vue de la date
d'oblitération.

Hunauld étudie les modifications qui surviennent dans la mécanique circulatoire lorsque s'opère le passage de la respiration placentaire à la respiration aérienne. Il pose en principe la nécessité de l'existence du trou ovale et du canal artériel, comparativement à la disposition de l'appareil circulatoire et à l'état des poumons. Il compare le canal artériel à une soupape de sûreté destinée à empêcher l'accumulation et la stagnation du sang dans les poumons pendant la vie fœtale.

Au commencement du xıxᵉ siècle, *Laënnec* (1) 1826, rapporte simplement dans les malformations du cœur les cas de persistance du canal artériel, et sans s'occuper de sa description. De même *Corvisart*.

Les recherches de *Billard* (2) 1833, sont intéressantes; nous verrons plus loin ses conclusions.

Orfila (3) 1848, conclut: 1" que les ouvertures fœtales sont libres au moment de la naissance ; 2° qu'elles s'oblitèrent à une époque variable après l'accouchement; 3' que le plus ordinairement elles sont oblitérées vers le huitième ou le dixième jour ; 4" que le trou de Botal se ferme après le canal artériel.

Flourens (4) 1854, étudie l'oblitération chez les animaux, les observations de ce genre étaient peu nombreuses ; on peut cependant citer les recherches de *Cheselden, Wepfer, Blasius, Valentini, Schellamer, Grew, Kœnig* et *Kulmus*.

---

(1) *Laënnec*. — Traité d'auscultation (Édit. de la fac. de Paris 1879, d'après celle de 1826), p. 823.

(2) *Billard*. — Traité des maladies des nouveau-nés, édit. 1833, p. 573.

(3) *Orfila*. — Traité de médecine légale, Paris 1848, t. II, p. 210.

(4) *Flourens*. — Histoire de la découverte de la circulation du sang. Paris 1854, p. 67.

Béclard (1) 1862, avance sans grandes preuves anatomiques, que l'occlusion s'effectue dans les trois ou quatre
jours qui suivent la naissance. *Longet* (2) a des notions
aussi vagues que lui. Il faut arriver à la thèse de *M. de
Almagro* (3) 1862 pour avoir de nouveaux résultats,
dont la valeur est douteuse, si l'on en juge par ce seul
extrait : « *Chez tous les enfants nouveau-nés* que nous
avons examinés à ce point de vue et jusqu'au vingt-
cinquième ou trentième jour, nous avons vu le canal
artériel, plus on moins rétréci, se porter de gauche à
droite et de haut en bas de l'aorte à l'artère pulmonaire
et *s'ouvrir dans ce dernier vaisseau à deux millimètres au-
dessus des valvules semi-lunaires* ». (Il est impossible qu'il
y ait une erreur d'impression puisqu'on retrouve quinze
lignes plus bas : « ..... dans le canal artériel, dont l'orifice est *à deux millimètres* de l'orifice ventriculaire
droit. ... ».

Bernutz (4) 1865, publie un article recommandable sur
l'oblitération du canal. Nous citerons chemin faisant les
points importants des travaux de *Rathke* (5) 1843,
Sabatier (6) 1873, *Goubaux* (7) 1875, *Kolliker* (8) 1882,

---

(1) *Béclard*. — Traité élémentaire de physiologie humaine, Paris 1862.
p. 1149.
(2) *Longet*. — Traité de physiologie, t. II.
(3) *De Almagro*. — Etude clinique et anatomo-pathologique sur la
persistance du canal artériel, thèse de Paris, 1862.
(4) *Bernutz*. — Art. artériel du Dict. Jaccoud, 1865, p. 246.
(5) *Rathke*. — *Ueber die Entwickelung der arterien, welche bei den
Saügethieren von dem Bogen der aorta ausgehen* (*Archiv. Müller,*
1843, p. 276-302).
(6) *Sabatier*. — Etude sur le cœur dans la série des vertèbres,
Paris 1873.
(7) *Goubaux*. — Etude sur le trou de Botal et le canal artériel chez
les animaux domestiques (Journ. de l'anat. et de la physiol. 1875, p. 500
et 610).
(8) *Kolliker*. - Embryologie. Trad. Schneider ,Paris 1882.

Balfour (1) 1885, relatifs aux arcs artériels et au canal dans la série des vertébrés.

Nous rapporterons encore l'opinion de divers auteurs, *Lutaud* (2), *Dareste* (3), *Hertwig* (4), et nous ferons de larges emprunts au mémoire d'*Alvarenga* (5) 1869, à l'important travail de *Schanz* (6) 1889 et à l'article très original de *M. Cannieu* (7) 1896.

Enfin, nous reverrons plus complètement au chapitre qui traite de l'oblitération du canal artériel, l'opinion résumée des principaux observateurs que nous avons cités.

---

(1) *F. Balfour*. — Traité d'embryologie et d'organogénie comparées. Trad. Robin-Hocquard, Paris 1885.

(2) *Lutaud*. — Manuel de médecine légale, Paris 1886, p. 148.

(3) *Dareste*. — Tératogénie expérimentale, Paris 1891.

(4) *Hertwig*. — Embryologie. Trad. Julin, Paris 1891.

(5) *Da Costa Alvarenga*. — De l'occlusion du trou ovale et du canal artériel, Lisbonne 1869 (en français).

(6) *Fritz Schanz*. — *Ueber den mechanischen verschluss des ductus arteriosus* (Arch. de physiol, Pflüger 1889, p. 239-268).

(7) *A. Cannieu*. — L'aorte est formé par le troisième arc vasculaire, etc. (Bibliographie anatomique, 1896, n° 5, p. 199).

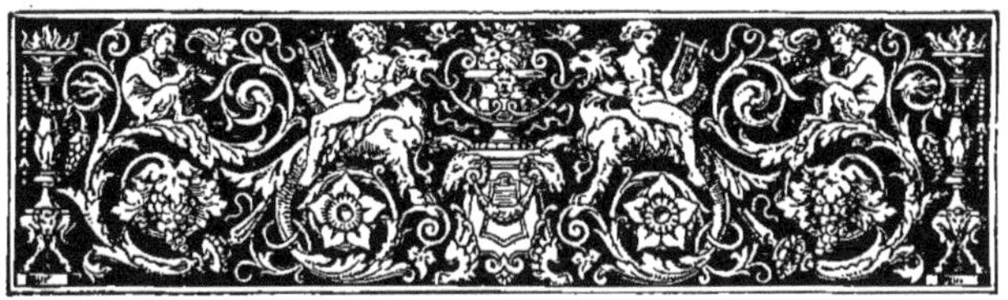

CHAPITRE PREMIER

Origine et évolution du canal artériel

A. — Modifications du cœur dans la série animale.

Avant d'entreprendre l'étude du développement du canal artériel chez l'homme, nous avons jugé nécessaire de rappeler comment, par gradations successives, on arrive à l'état définitif observé chez les mammifères.

On ne peut en effet bien saisir ce développement si on ne l'étudie dans toute la série des êtres et si on ne comprend par quel processus se perfectionne le cœur avant d'arriver à l'état complet qui permet l'atrophie du canal artériel à la naissance.

Première classe. — Poissons

Le cœur est simple et veineux.

L'oreillette, le ventricule et le tronc artériel (bulbe aortique) constituent trois renflements placés l'un au dessus de l'autre. Le sang veineux, ramené des différentes parties du corps, passe dans l'oreillette, puis dans le ventricule qui se contracte et le chasse dans le tronc artériel qui le conduit aux organes de la respiration. La différenciation du ventricule est assez nette chez les sélaciens ; on trouve dans cet ordre un cône artériel musculeux qui renferme 2 à 5 rangs de valvules.

Ordre de transition. — *Dipnoïques.* Ils forment le passage entre les poissons et les batraciens. Comparé à celui des autres poissons, le cœur des dipnoïques, qui ont une respiration branchiale et pulmonaire, est le siège de modifications importantes, par suite de l'apparition de véritables poumons. Ces organes qui se comportent physiologiquement comme des poumons, sont situés au-dessus des reins, et sont en relation avec le cœur auxquels ils envoient du sang artériel par des veines pulmonaires. Le sang veineux leur arrive par un rameau de l'aorte postérieure.

Les conditions de la respiration sont ici entièrement analogues à ce qu'elles sont chez les embryons des amphibies nus à respiration branchiale et pulmonaire. Cette similitude est rendue plus complète encore par la présence dans le cœur de deux oreillettes droite et gauche incomplètement séparées, et d'un cône artériel musculeux avec des séries de valvules comme chez les ganoïdes ; soit encore comme chez la grenouille, par l'existence dans le bulbe artériel de deux replis longitudinaux disposés en spirale et qui tendent à diviser la cavité du cône en deux cavités dont l'une mène aux artères branchiales, dont l'autre est en rapport avec les vaisseaux pulmonaires.

Deuxième classe. — BATRACIENS

Il faut ici distinguer deux périodes absolument différentes :

Chez l'embryon, la respiration branchiale existe seule, le cœur et les troncs artériels sont disposés comme chez les poissons.

Avec le développement des organes respiratoires, le système vasculaire se modifie ; un ventricule sans cloison envoie le sang dans un bulbe artériel limité à son origine par trois valvules semi-lunaires, et divisé dans toute sa longueur par une cloison. En avant, la cloison s'élargit et forme une espèce de godet ou de bourse membraneuse qui est placée comme une valvule semi-lunaire au devant de l'ouverture des artères du corps. (Brücke).

Deux gros troncs vasculaires partent du bulbe ; ils sont divisés en trois canaux secondaires par deux cloisons longitudinales. Cette division que nous avons déjà entrevue chez les dipnoïques montre une ébauche de différenciation dans les vaisseaux de la base. Les cloisons longitudinales indiquent combien peu encore est différencié le système artériel dans les espèces inférieures, mais graduellement la division deviendra plus complète jusqu'à la différenciation terminale et définitive en aorte et en artère pulmonaire.

Il faut la signaler, car chez les batraciens le bulbe rappelle certaines anomalies d'ordre régressif qu'on trouve chez l'homme, où parfois un tronc commun donne naissance à l'aorte et à la pulmonaire souvent rétrécie congénitalement. Nous verrons plus loin comment, chez les batraciens qui n'ont que trois arcs vasculaires par suite de la disparition de deux arcs branchiaux inférieurs, la racine de l'aorte est le prolongement de l'arc moyen de chaque côté, l'artère pulmonaire vient de l'arc inférieur, et sans qu'il subsiste aucune communication, même oblitérée avec la racine de l'aorte.

Troisième classe. — REPTILES

Les vaisseaux et le cœur tendent à un développement supérieur ; chez les reptiles les plus élevés, la duplicité du cœur est déjà parfaite et la séparation du sang veineux et du sang artériel presque complète.

Chez les sauriens, les ophidiens et les chéloniens, le ventricule est divisé en deux compartiments par une cloison percée encore d'un orifice plus ou moins large, qu'on ne retrouve pas chez les crocodiliens où cet orifice s'oblitère complètement. Chez les premiers, les artères pulmonaires et les troncs aortiques sortent du ventricule droit ; mais déjà chez les chéloniens, il n'est plus question de bulbe artériel et les artères sortent directement de la base du cœur. Le bulbe est cependant encore représenté par un anneau musculaire incomplet placé à l'origine du faisceau artériel.

Cet anneau n'existe plus *chez les crocodiliens* et la seule communication entre les aortes primitives y est représentée par un orifice-pertuis aortique ou foramen de Panizza - vestige de l'union primitive de la lumière de ces vaisseaux. Nous y insisterons pour montrer que les circulations sont encore mal autonomisées.

Ce pertuis aortique fait communiquer l'aorte gauche avec la droite ; les valvules sigmoïdes internes de ces vaisseaux l'oblitèrent en partie surtout du côté gauche; il est facilement accessible par l'aorte droite.

Il reste ouvert pendant toute la vie (Hentz, Panizza, Bishoff, Brücke, Crisp, Sabatier, etc.) et ne peut être fermé que par l'accolement simultané desdeux valvules sigmoïdes.Morphologiquement, il correspond à la fente interaortique des chéloniens.Toujours chez les *crocodiliens*, l'aorte droite fournit la sous-clavière gauche et le tronc des deux carotides (carotide subvertébrale de Rathke). La sous-clavière droite naît de la crosse aortique elle-même, qui se rapproche ensuite de la ligne médiane, et vient former l'aorte abdominale, après avoir reçu une anastomose de l'aorte gauche,*anastomose abdominale*, qui ne nous paraît pas du tout pouvoir être identifiée avec le canal artériel.

Chez tous les reptiles, l'artère pulmonaire se dirige en haut et à gauche, émet ses deux branches avec lesquelles elle forme un sinus d'une capacité considérable au moment où ces branches pénètrent dans les poumons, leur calibre diminue de moitié assez brusquement. Mais au point où elles se rétrécissent, elles fournissent chez un certain nombre d'espèces (*Emys europœa, testudo groeca*) de petits *troncs anastomotiques qui relient chacuné des artères pulmonaires à l'aorte correspondante*. L'artère pulmonaire parait donc se bifurquer pour former un rameau pulmonaire et un rameau aortique. Ce dernier n'est que le vestige des troncs récurrents des arcs aortiques de l'embryon. (Sabatier).

Quatrième classe. — Oiseaux.

Bien que, comme tous les vertébrés à température constante les oiseaux possèdent un cœur artériel et un cœur veineux bien séparés l'un de l'autre, on trouve de grandes analogies entre celui-ci et le cœur des crocodiliens, et au point de vue morphologique, on peut le considérer comme établissant très exactement la transition entre le cœur des mammifères et celui des crocodiliens. C'est surtout du côté du ventricule droit qu'il faut signaler ces analogies remarquables sur lesquelles nous ne nous étendrons pas, pour rester dans les limites de notre sujet.

L'aorte droite des oiseaux monte réellement à droite à son origine, mais se dirige ensuite en arrière et vers la gauche de façon à gagner la ligne médiane ; sa direction est en réalité intermédiaire entre celle de l'aorte droite des crocodiliens et celle de l'aorte gauche des mammifères.

C'est sa position, ses branches (tronc brachio céphalique gauche) et ses rapports avec le récurrent droit,
plus que sa direction qui la font appeler aorte droite.

Mammifères.

Ils ont un double cœur bien séparé ; le cœur droit
est veineux, le cœur gauche artériel. Cette disposition
correspond à la double circulation qui atteint dans
cette classe son développement le plus parfait.

Au point de vue morphologique, le cœur de mammi-
fère n'est autre chose qu'un cœur de crocodile dont le
foramen de Panizza est considérablement dilaté, et
dont l'orifice de l'aorte gauche dans le ventricule droit
s'est oblitéré. (Sabatier).

Cette interprétation originale est appuyée par les
faits tératologiques (Jeoffroy St-Hilaire, Gendrin,
Chevers, Lancereaux, Dareste, etc.)

B. — Développement du cœur et des vaisseaux de la base chez l'embryon humain.

Pour bien comprendre le développement des vaisseaux de la base et l'évolution des arcs aortiques, il
est indispensable d'étudier le cœur à son origine.

Dualité du cœur. — L'état du tube cylindrique fut
longtemps considéré comme l'état primitif du cœur.
Les recherches de Hensen, Kolliker et Dareste vinrent
démontrer qu'à l'origine cet organe est manifestement
formé aux dépens de deux ébauches primitives.

Hensen démontra d'abord la dualité primitive du cœur de l'embryon de lapin. Cette découverte amena Kolliker à la chercher dans l'embryon de poulet. Dareste, en 1866 (comptes rendus de l'Académie des Sciences 1866, p. 608) démontra que cette dualité primitive était liée à la dualité des lames antérieures du mésoderme.

La dualité primitive du cœur a été signalée aussi chez les poissons osseux et chez les invertébrés (ascidiens) par van Beneden et Seeliger.

Tout le développement primitif du cœur est lié au développement même du mésoderme.

Le mésoderme, terminé en avant par un bord à peu près droit, se différencie rapidement. La partie médiane constitue la corde dorsale et les lames dorsales qui ont tendance à se reployer et à s'unir pour limiter la gouttière médullaire, dans laquelle vient s'invaginer la lame médullaire, et qui se segmentent pour constituer les protovertèbres.

Le mésoderme se dédouble ensuite en feuillet musculo-cutané et en feuillet fibro intestinal ; entre les deux se trouve le cœlome.

C'est dans le feuillet fibro intestinal qu'apparaissent les ébauches des premiers vaisseaux. « Pendant un certain temps, le blastoderme présente, en avant de l'embryon, un espace dans lequel le mésoderme n'existe pas (Dareste). »

L'aire vasculaire n'est d'abord interrompue qu'à la partie postérieure du mésoderme. Elle se complète plus tard par la soudure des splanchnopleures.

La formation de la cavité cardiaque unique résulte de

la fusion de deux blastêmes qui viennent se réunir sur la ligne médiane, dans la chambre cardiaque (fosse cardiaque de Wolf) située dans l'épaisseur de la paroi antérieure du pharynx.

Les rudiments cardiaques apparaissent à l'extrémité des prolongements des lames mésodermiques, et « probablement avant qu'ils n'aient pénétré dans la chambre cardiaque ». Ces germes primitifs sont d'abord assez éloignés l'un de l'autre ; ils sont représentés par deux lacunes symétriques creusées dans l'épaisseur du pharynx, et constitués par un endothélium cardiaque, et une lame mésodermique, qui, après la fusion, donnera naissance non seulement à l'endocarde et au muscle cardiaque, mais encore au péricarde viscéral. Ils apparaissent, chez le lapin, sous la forme de canaux placés au voisinage de la tête (Kolliker).

Après que la splanchnopleure s'est repliée pour constituer le pharynx, la distance qui les séparait diminue ; ils se rapprochent peu à peu, s'adossent et s'accolent ; ils se voient alors sous la forme de deux petites masses oblongues complètement séparées et placées sur la ligne médiane, généralement inégales.

Il est intéressant de voir que les rudiments cardiaques n'ont pas tout de suite la structure que nous avons décrite. D'après Dareste, ils consistent d'abord en amas de cellules, sans cavités, analogues aux îles du sang de l'aire vasculaire, mais plus volumineuses. Leur lumière se produit par désagrégation. Ces masses d'abord très petites, s'allongent, prennent une forme tubulaire et constituent deux tubes juxtaposés, garnis seulement, à ce moment, d'un endothélium.

La dualité primitive des blastêmes cardiaques, n'a, dans l'état normal, qu'une courte durée ; mais il n'en est pas de même lorsque par suite d'un développement anormal, la soudure des lames antérieures de l'aire vasculaire ne s'est point produite. Dans ce cas, l'isolement des lames maintient l'isolement des blastêmes cardiaques. Ceux-ci se transforment alors en deux cœurs entièrement distincts... *On peut présumer que ces deux blastèmes sont le point de départ du cœur aortique et du cœur pulmonaire* (Dareste, loc. cit.). » On voit donc que la division des systèmes circulatoires semble avoir sa raison d'être à l'origine, et que les modifications qui surviennent ensuite ne font que la compléter.

Les battements apparaissent alors que les deux ébauches cardiaques sont encore séparées.

Tube cardiaque primitif. — Nous avons vu les deux tubes se rapprocher et s'accoler ; ils finissent par s'unir, mais non dans toute leur longueur ; cette disposition localisée est dûe à l'écartement des plis blastodermiques en arrière. La fusion s'opère de bonne heure ; c'est probablement ce qui explique que certains auteurs Balfour, Rabe et Hertwig, ne l'ont trouvée à aucune période du développement chez les amphibiens et les sélaciens, et décrivent plusieurs types de développement du cœur.

La cloison temporaire qui sépare les tubes se résorbe et l'on n'a plus qu'une cavité simple, tube d'abord rectiligne, d'abord clos à son extrémité supérieure, et présentant à son pôle inférieur deux diverticules pleins qui plongent dans le réseau capillaire des splan-

chnopleures. Ces prolongements — cuisses du cœur —
se désagrègent comme les masses cardiaques primitives
elles-mêmes, et constituent les veines vitellines ou
omphalo-mésentériques. Ce sont là les premiers vaisseaux qui arrivent au cœur ; comme ils n'ont qu'une
existence éphémère, ils sont relativement peu inté-
ressants.

Apparition des arcs aortiques. — Il n'en est pas de
même des aortes primitives qui sont le point de départ
des *arcs aortiques.*

L'extrémité antérieure du tube cardiaque (qui est
encore absolument simple, mais commence déjà à
évoluer sur son axe) se divise et s'abouche, de la même
façon que pour les veines vitellines, avec deux prolongements probablement pleins, amas de cellules, sans
cavité, qui sont l'origine des aortes. Nous disons probablement pleins ; car la plus grande obscurité règne
encore sur le développement des aortes, comme d'ailleurs
sur tous les vaisseaux embryonnaires, et l'on ne sait pas
exactement comment se forme la lumière des aortes
primitives, ni comment elle s'abouche avec l'extrémité
supérieure du cœur.

Il faut encore signaler à cette époque le mésocarde
ventral et le mésocarde dorsal qui relient le tube
cardiaque primitif au pharynx et à la paroi antérieure
du corps, sont constitués comme lui aux dépens d'éléments provenant du mésoderme et se multiplient par
kariokynèse.

Les aortes primitives sont situées au-dessous des protovertèbres, sur les faces latérales du pharynx et dirigées

d'avant en arrière. Elles émettent à la partie moyenne de leur parcours les artères omphalo-mésentériques qui vont se perdre dans l'aire vasculaire.

On ne note pas encore à cette époque de division du cœur en oreillette, ventricule et bulbe ; mais le cycle circulatoire est complet.

Il nous faudra arriver à un stade plus avancé pour voir une disposition vasculaire rappelant celle des poissons.

Incurvation du cœur. — Les phases de la formation du cœur que nous avons examinées se succèdent très rapidement chez le lapin et le poulet. Il est probable que les faits se passent de la même façon chez l'homme.

. Vers la troisième semaine, chez l'homme, les ligaments mésocardiques antérieur et postérieur disparaissent, résorbés tout le long du tube cardiaque. A cette époque, Kolliker signale encore le mésocarde latéral, dans lequel on trouve les vaisseaux chargés de ramener au cœur le sang de l'embryon. Le cœur est donc libre dans sa portion intermédiaire ; or il s'accroit plus vite que la chambre cardiaque dans laquelle il s'est logé ; c'est ce qui explique que son allongement se complique de l'incurvation sur lui-même. (Nous verrons, dans une autre partie, que c'est au moment où le cœur commence à s'incurver et à se compliquer, que des modifications surviennent du côté de l'aorte, et que les autres arcs artériels commencent à se former).

Le cœur prend alors la forme d'un tube recourbé en S. La portion veineuse, vitelline, est située en arrière et à gauche, la portion aortique, en avant et à droite ; elles subissent diverses variations qui les ramènent dans le même plan transversal. En même temps le tube s'étrangle perpendiculairement à son axe et donne trois dilatations : le bulbe artériel, supérieur, le ventricule, intermédiaire, l'oreillette, inférieure. A ce moment, le cœur de l'homme (quatrième semaine), est tout à fait semblable à celui des poissons ; comme lui il présente trois dilatations et deux étranglements : canal auriculaire et détroit de Haller.

Tous ces faits, actuellement bien connus, ont été mis en évidence par Ilis, Haller, Born, Rose, Hertwig, etc.

Nous passerons rapidement sur le reste du développement. Nous signalerons toutefois, avec Hertwig que c'est au stade : tube musculaire contourné, qu'apparaît la circulation pulmonaire directe par l'entremise d'une artère pulmonaire née du cinquième arc (Rathke, Burdach, Hertwig) du quatrième arc (Carnnieu) et de troncs veineux pulmonaires directs circulant à travers l'ébauche des poumons.

Formation des cloisons du cœur. — On trouve une ébauche de *division de l'oreillette* chez l'embryon humain de quatre semaines. La division se signale déjà, d'ailleurs, par l'arrivée dans l'oreillette de veines différentes : tronc commun veineux (ébauches des veines pulmonaires) du côté gauche ; v. vitellines, ombilicales et sinus de Cuvier du côté droit. A la huitième semaine, on trouve une véritable petite cloison en forme de croissant qui s'avance de la paroi antérieure de l'oreillette. La cloison intrauriculaire se développe ensuite progressivement de haut en bas.

La *division du ventricule* commence peu de temps après celle de l'oreillette (vers la sixième semaine). la couche musculaire s'épaissit et envoie de bas en haut des travées musculaires qui constituent la cloison inter-ventriculaire sur les parois inférieure et supérieure du ventricule ; celui-ci est bien subdivisé vers la fin de la septième semaine.

Le cloisonnement du bulle artériel nous intéresse parti-culièrement. Les deux aortes que nous avons vu aboutir à l'extrémité supérieure du cœur se réunissent en arrière du pharynx, au devant des protovertèbres, et forment l'aorte dorsale primitive ; quand elles perdent leurs connexions avec l'aire vasculaire, elles deviennent indépendantes, elles ne sont alors constituées que par une paroi endothéliale; l'évolution du mésentère primi-tif les rapproche, et un phénomène analogue à celui que nous avons signalé à propos de l'ébauche double du cœur se produit : accolement, résorption de la paroi endothéliale moyenne et formation d'un tronc unique, impair, médian, assez volumineux, qui emprunte assez rapidement au mésoderme des tissus musculaires et conjonctifs. La fusion des deux aortes primitives s'effectue toujours au-dessous des arcs aortiques.

Un seul tronc artériel aboutit donc au cœur, au moment où sa différenciation est déja commencée. A ce moment, on assiste à des phénomènes de prolifération, qui par degrés rappellent très exactement la constitution de la base du cœur des chéloniens et des crocodiliens. Une cloison spiroïde (Tonge) traverse la cavité du bulbe de haut en bas, et le sépare finalement en deux vaisseaux, l'aorte et l'artère pulmonaire.

« A peu près au moment où s'accomplit la formation de la cloison interventriculaire, le tronc artériel s'aplatit légèrement et sa cavité devient fusiforme. A la face interne de ses deux parois aplaties apparaissent deux épaisissements linéaires, qui se développent à la rencontre l'un de l'autre et se fusionnent. La cavité du tronc artériel se trouve alors divisée en deux canaux, triangulaires à la coupe transversale. Extérieurement, cette subdivision interne se trouve indiquée par deux sillons longitudinaux... Les deux canaux résultant de la division du tronc artériel sont l'aorte et l'artère pulmonaire. Ces deux vaisseaux sont longtemps encore enveloppés par une adventice commune. Plus tard, ils s'écartent complètement l'un de l'autre. La formation de la cloison du tronc artériel ne dépend nullement de celle de la cloison interventriculaire. Elle débute dans la partie supérieure de l'organe et chemine ensuite progressivement de haut en bas. Finalement elle pénètre même dans la cavité du ventricule, et s'unit avec la cloison interventriculaire ; l'orifice interventriculaire se forme, et c'est à cette ouverture que correspond la portion membraneuse de la cloison interventriculaire de l'adulte. A ce moment, les deux ventricules sont complètement séparés ; le droit se continue avec l'artère pulmonaire, et le gauche, avec l'aorte. » (Hertwig, embryologie, p. 502).

L'enroulement réciproque de l'aorte et de la pulmonaire par leurs bords concaves serait dû à la torsion en spirale du septum interbulbaire.

Les conséquences de la division du bulbe artériel son

les suivantes : une séparation plus intime des cœurs droit et gauche qui ne communiquent plus que par le trou ovale ; la disparition du cinquième arc aortique droit, représenté primitivement par une des aortes, la persistance du cinquième arc gauche — pulmonaire et canal artériel -- la mise en rapport du vaisseau ventriculaire gauche avec les quatrièmes arcs aortiques et ceux qui sont situés au dessus de lui.

En résumé, le cœur évolue suivant un cycle bien déterminé ; d'abord double, puis simple, il constitue ensuite un tube qui s'enroule sur lui-même et se différencie en deux cavités distinctes à l'aide de septa qui séparent l'oreillette d'une part, le ventricule de l'autre. Cette séparation est rendue plus complète par le cloisonnement du bulbe artériel. Les vestiges des dispositions primitives subsistent en partie dans le trou ovale et le canal artériel.

C. — Les arcs artériels dans la série animale. — Transformations qu'ils entraînent dans le système aortique.

« Ainsi que les fr. Hertwig l'ont signalé, un système vasculaire fait constamment défaut là où le tissu conjonctif n'offre pas un développement considérable.

» Les gros vaisseaux semblent provenir de cordons cellulaires pleins, dont les cellules centrales se transforment en corpuscules sanguins, pendant que les cellules périphériques deviennent les parois vasculaires...

» La première formation de vaisseaux a lieu chez les vertébrés, dans le mésoblaste splanchnique. » (Balfour).

Mais la formation des premiers éléments du système artériel est subordonnée à d'autres conditions et à l'apparition correspondante d'organes transitoires chez la plupart des vertébrés, permanents chez les plus inférieurs.

D'une manière parfaitement uniforme chez tous les vertébrés, la division des arcs aortiques est déterminée par la présence des branchies cervicales, qui disparaissent dans les classes supérieures.

Nous admettrons d'abord les propositions suivantes, qui seront expliquées par l'examen des faits :

1. L'arc vasculaire est celui qui est chargé de l'irrigation d'un arc viscéral.

2. Chez les vertébrés inférieurs, toute atrophie de l'arc viscéral entraîne une atrophie similaire de l'arc artériel.

3. Les arcs antérieurs s'atrophient au fur et à mesure que se forment les arcs postérieurs.

4. C'est toujours le dernier arc, c'est-à-dire l'arc le plus inférieur, homologue de l'arc des poissons osseux qui forme le tronc de l'artère pulmonaire.

5. Les arcs artériels sont en nombre inégal chez les différents vertébrés ; d'une manière générale, leur nombre tend à diminuer à mesure qu'on arrive aux mammifères.

6. Les arcs qui disparaissent quand on passe d'un groupe à un autre sont toujours les arcs postérieurs.

Ces généralités étant posées, nous allons rapidement passer en revue le nombre et la disposition des arcs artériels dans la série animale.

1. Poissons. — Dans cette classe, il n'y aucune différence entre l'état embryonnaire et l'état adulte ; on trouve toujours une circulation branchiale permanente qui sert de type et de point de départ aux transformations qu'on observe ensuite.

Chez les sélaciens, les branchies, en nombre plus considérable que dans les autres ordres, sont situées dans des sacs distincts et les arcs artériels sont bien autonomisés en deux séries symétriques, nées d'un bulbe uniloculaire et se réunissent pour constituer l'aorte dorsale. Ils sont au nombre de 6, plus souvent de 5 (Milne-Edwards) et correspondent exactement à chacune des branchies ; ils se répartissent de chaque côté du pharynx.

L'existence de sept paires d'abord simples, puis se garnissant latéralement de franges capillaires, a été constatée dans l'embryon des poissons : chez la brême par von Baer, chez la lamproie par Schultze 1856 ; Vogt 1842, n'a distingué que six paires chez l'embryon de truite. On trouve six paires aussi chez les cylostomes et les ganoïdes *(Lepidosiren* Bischoff) ; Müller 1844, a décrit cinq paires de crosses chez les ganoïdes et les plagiostomes.

Ce premier arc correspond à l'arc hyoïdien ; les suivants reposent sur les paires d'arcs branchiaux en nombre variable. Les derniers répondent à l'arc pharyngien et à la partie postérieure du pharynx.

Chez les poissons osseux, on ne trouve que cinq arcs ; il est bien démontré que c'est le dernier qui est disparu. D'une manière générale, les arcs antérieurs sont déjà atrophiés quand les postérieurs apparaissent et, chez l'animal adulte, on trouve généralement quatre ou cinq paires d'arcs aortiques.

Le cœur, nous l'avons vu, est composé d'une oreillette (divisée par une cloison incomplète chez les dipnoïques) d'un ventricule et d'un bulbe artériel qui lui fait suite et qui est muni de valvules. Du bulbe part l'aorte ascendante qui va aux branchies où se fait l'hématose. Le sang est repris par les artères épibranchiales.

Chez quelques poissons, les arcs vasculaires les plus rapprochés du cœur ne subissent aucune transformation et garnissent le bord inférieur des derniers arcs branchiaux. Mais, en général, toutes les branches transversales se garnissent de ramuscules et la communication entre la portion cardiaque et la portion dorsale des crosses aortiques s'établit par l'intermédiaire du réseau capillaire des branchies.

Chez les dipnoïques existe un vaisseau qu'on peut assimiler au canal artériel. D'après Gegenbaur, le troisième arc fournit les artères branchiales et s'unit par un canal étroit avec la racine correspondante de l'aorte, puis se continue pour constituer l'artère pulmonaire.

2. *Batraciens*. — C'est le développement du poumon qui entraîne la division du cœur et, par conséquent, la formation d'une petite circulation. C'est ce qui explique que le canal artériel n'apparaît chez les pérennibranches que sous la forme d'une fine anastomose,

« Le bulbe artériel envoie primitivement cinq paires
d'arcs artériels dont quelques-uns s'atrophient ensuite
et il n'en subsiste alors que trois ou quatre».(Gegenbaur).
Plus généralement on admet, depuis Rusconi, que les
embryons de batraciens n'ont que 4 paires d'arcs placés
autour de l'œsophage sous forme de capillaires et qui
se réunissent au-devant de la colonne vertébrale aux
deux branches de l'aorte descendante ; latéralement, ils
donnent naissance à une petite anse vasculaire qui
s'épanouit dans la branchie correspondante ; en effet,
lorsque les branchies paraissent, les 3 paires antérieures
d'arcs émettent des boucles vasculaires qui constituent
le système des capillaires branchiaux et se réunissent à
leur partie supérieure. La portion intermédiaire située
au début entre deux arcs branchiaux, s'atrophie et
disparaît. L'arc aortique lui-même est divisé en deux
parties : une artère branchiale pour la branchie, une
artère épibranchiale qui va à l'aorte dorsale. Ces deux
vaisseaux, souvent séparés, sont unis chez la grenouille
par une anastomose assez large.

» Le quatrième arc vasculaire, qui du reste est souvent
un vaisseau du troisième (grenouille) ou a une origine
commune avec lui dans le bulbe, ou n'a aucun rapport
avec la circulation branchiale et aboutit directement
dans la racine de l'aorte. C'est cet arc vasculaire inférieur *qui envoie un rameau aux poumons en voie de développement ; telle est l'origine de l'artère pulmonaire.*

.....Lorsque le système capillaire des branchies
vient à disparaître, la connexion du bulbe de l'aorte et
de l'artère descendante est établie par de simples arcs,

qui ne sont pas développés, mais qui s'atrophient en partie, de manière à constituer des canaux de communication plus ou moins oblitérés (*canal de Botal*). L'arc antérieur dont la partie branchiale émet les vaisseaux de la tête à l'époque de la respiration branchiale, envoie des rameaux à la langue et fournit les carotides, mais conserve le plus souvent de chaque côté un canal de communication (canal de Botal). Les deux arcs médians forment d'ordinaire les racines de l'aorte d'où partent aussi quelques branches vers la tête. Le plus inférieur souvent soudé à son point de départ avec le précédent, constitue l'artère pulmonaire et présente aussi un *canal de Botal grêle, parfaitement oblitéré* (Claus). »

La circulation branchiale pure s'observe chez les embryons des anoures ; chez les pèrennibranches — triton, protée, axolotls, — les trois arcs antérieurs restent en rapport avec les branchies.

Les crosses postérieures dépendent de deux organes nouveaux, les poumons ; et à mesure que les branches pulmonaires se développent, leur partie dorsale s'atrophie complètement. Cette disposition est plus parfaite chez les anoures, dont le canal artériel est assez bien différencié ; il est représenté par l'anastomose qui, chez l'adulte, unit l'artère pulmonaire aux crosses de l'aorte et peut recevoir du sang, soit directement du cœur par sa portion basiliaire, soit des crosses de l'aorte (Rusconi, Martin-Saint-Ange, Brücke). Il ne saurait d'ailleurs être question d'identifier cette anastomose au canal artériel des mammifères ; car il n'établit entre l'artère pulmonaire et les racines aortiques qu'une communication vasculaire insignifiante qui peut disparaître.

Chez la salamandre, un conduit artériel réunit l'artère pulmonaire aux racines de l'aorte, lorsque le prolongement primitif de l'arc artériel subsiste à l'état d'un étroit canal.

Les quatre paires d'arcs branchiaux de l'embryon se comportent de la façon suivante chez l'adulte. Le dernier arc donne naissance, dans tous les cas, au tronc de l'artère pulmonaire; ses branches sont le résultat de l'atrophie des arcs vasculaires de la quatrième paire et de son anastomose avec la troisième; ce fait n'est pas général; on peut voir, par exemple, deux racines à l'artère pulmonaire: l'une formée par l'arc 4, l'autre provenant de la bifurcation terminale de l'arc 3 (*Menopoma alleghanensis*. Milne Edwards).

Les quatre arcs persistent chez les pérennibranches, les trois antérieurs formant les racines branchiales aortiques; chez les anoures, l'arc antérieur s'atrophie généralement, le second arc donne les carotides, le troisième les arcs aortiques proprement dits.

Pour expliquer la disposition vasculaire définitive « rien n'est plus simple, ni plus facile à obtenir; car pour réaliser ce changement physiologique si important, il suffit de l'élargissement de quelques anastomoses entre les vaisseaux préexistants, et en effet c'est de la sorte que les choses se passent. » (Milne Edwards). C'est au moyen d'une petite branche capillaire, qui, du vaisseau branchial afférent, s'abouche directement avec la portion voisine du tronc efférent (Rusconi). Les crosses alors reprennent les caractères qu'elles avaient chez l'embryon et le sang repasse directement de l'aorte cardiaque dans l'aorte dorsale.

3. Reptiles. — On décrit habituellement cinq paires d'arcs artériels aux reptiles; celles-ci apparaissent d'avant en arrière ; elles forment une sorte d'anneau vasculaire autour de l'asophage; la symétrie, toujours exactement observée jusque-là commence à être moins complète. Certains auteurs admettent qu'il existe réellement sept paires d'arcs vasculaires; mais les deux arcs antérieurs se développent d'une façon si précoce et s'atrophient si vite qu'ils n'ont d'importance qu'au point de vue morphologique. Le nombre des arcs des reptiles se réduit assez rapidement; comme toujours ils se disposent autour du pharynx et se rendent en arrière dans les deux racines de l'aorte, mais les arcs antérieurs s'atrophient rapidement chez les ophidiens, les sauriens et les chéloniens.

Chez les sauriens, il ne subsiste que deux arcs vasculaires qui forment les racines de l'aorte. Le bulbe aortique n'existe plus, à proprement parler, et on ne trouve, à la base du cœur, que le tronc artériel commun, que deux cloisons inégalement développées subdivisent en crosses aortiques droite et gauche et en artère pulmonaire; ces vaisseaux ont généralement des connexions très intimes à leur base.

La cloison de séparation des aortes laisse subsister *la fente inter-aortique* chez les chéloniens.

Chez les ophidiens, les deux artères pulmonaires tirent leur origine du cinquième arc droit ; le cinquième gauche s'atrophie.

Chez les autres reptiles, le cinquième arc — droit et gauche — fournit les branches de l'artère pulmonaire et reste en relation avec le quatrième arc par un canal artériel qui s'oblitère chez les lézards et les crocodiliens, mais *reste permanent* pendant toute la vie chez les chéloniens. Les vestiges des arcs antérieurs 1, 2 et 3, contribuent à former les troncs innominés et carotidiens.

Chez tous les reptiles, les deux portions du quatrième arc s'unissent en arrière pour former l'aorte abdominale.

Nous devons insister surtout sur l'état des vaisseaux de la base chez les crocodiliens : la fente inter-aortique s'est ici transformée en pertuis aortique par le changement de position des valvules sigmoïdes et le développement de la cloison intervestibulaire. Le tronc artériel droit sort du ventricule gauche et reçoit du sang artériel ; il participe seul à la circulation des membres supérieurs et de la tête.

« Malgré la division parfaite du cœur, le mélange des deux sangs n'est pas complétement évité ; car il existe une communication entre l'arc aortique gauche et l'aorte (outre le foramen Panizza situé à la base des deux troncs artériels accolés l'un à l'autre). Lorsque la séparation des ventricules est imparfaite, le mélange des deux sortes de sang s'opère déjà dans le cœur, bien que la communication entre l'entrée des vaisseaux pulmonaires et les ouvertures des troncs artériels soit empêchée en partie par une disposition spéciale des valvules, de telle sorte que le sang artériel passe dans ces derniers et le sang veineux dans les autres. » (Brücke).

4. Oiseaux. — Les transformations des vaisseaux branchiaux ont été chez les oiseaux, étudiées par Huschke, Baer, Rathke et récemment par Mackay.

Ces auteurs admettent cinq paires d'arcs chez les amniotes. L'appareil circulatoire des oiseaux ressemble en tout à celui des jeunes embryons des poissons, des batraciens et des reptiles; mais cet état n'est que transitoire Du reste, en s'élevant en organisation, il ne passe par aucune des formes propres à l'état permanent du même système chez les animaux inférieurs.

Les arcs antérieurs s'atrophient; les racines des carotides interne et externe naissent respectivement des extrémités ventrale et dorsale de la troisième artère primitive qui persiste chez tous les types où elle constitue la carotide primitive et la portion basilaire de la carotide interne. L'artère pulmonaire et le canal artériel — situé à droite — viennent du cinquième arc droit. Le quatrième arc droit donne l'aorte. Ces faits sont bien admis.

Mackay et Sabatier avancent que l'artère sous-clavière sort du troisième arc, non du quatrième, et l'expliquent par ses rapports avec le nerf pneumogastrique et la veine jugulaire.

Les observateurs ne s'entendent pas sur un point : existe-t-il chez les oiseaux une aorte gauche et par quoi est-elle formée ? On sait que l'aorte, dirigée à droite chez les oiseaux donne naissance par son bord antérieur à deux troncs brachio-céphaliques, l'un droit, l'autre gauche. Le nerf récurrent droit contourne son bord droit.

Rathke pense que le tronc brachio-céphalique gauche représente l'aorte de ce côté, et provient du quatrième arc gauche qui a perdu son anastomose inférieure avec l'aorte droite.

Sabatier n'admet pas son explication, et nous pensons qu'il défend la vérité :

1° Si, dit-il, l'artère sous-clavière gauche des oiseaux représentait l'aorte de ce côté, elle devrait avoir, avec le nerf récurrent gauche, des relations analogues à celles que le nerf récurrent droit a avec l'aorte droite chez les oiseaux, et le nerf récurrent gauche avec l'aorte gauche des mammifères et des reptiles.... Chez les oiseaux, l'artère sous-clavière gauche, ou le tronc brachio-céphalique correspondant, n'ont aucun rapport analogue avec le nerf récurrent gauche. Le nerf pneumogastrique et le récurrent de ce côté passent tous les deux également derrière ce vaisseau et ne l'embrassent en aucune manière.....

2" Les troncs brachio-céphaliques des oiseaux correspondent exactement à ceux des crocodiliens. »

Il n'y aurait donc, d'après ces arguments, aucune partie correspondant chez les oiseaux à l'aorte gauche des reptiles; mais Sabatier admet que la cloison inter-aortique ayant dû s'établir de très bonne heure chez les oiseaux, par suite de l'activité et du développement extraordinaire du système pulmonaire, l'aorte gauche s'est développée, puis atrophiée dans le ventricule droit et s'est même pourvue d'un orifice dont on peut constater la position et la cicatrice. « L'importance des troncs brachio-céphaliques augmentant rapidement, l'aorte gauche et le pertuis aortique se sont bientôt rétrécis et finalement ont disparu.

D. — Les arcs artériels chez les mammifères
et chez l'homme.

Notre description s'appuie sur les travaux de Baer, Huschke, Burdach et Rathke.

L'apparition des arcs aortiques remonte au début du développement. Nous avons vu précédemment que le tube cardiaque, avant son enroulement, se met en rapport, d'abord à la partie postérieure avec les veines vitellines, puis par son extrémité supérieure avec un vaisseau court : le tronc artériel, bifurqué non loin de sa naissance en deux aortes primitives. Celles-ci se dirigent à l'origine d'avant en arrière en décrivant une légère courbe à convexité supérieure, se portent de chaque côté du pharynx, qu'elles embrassent et arrivent derrière lui, au-devant des protovertèbres.

Au point de vue histologique, des observateurs, parmi lesquels His et Kolliker, ont avancé que les vaisseaux prennent naissance au milieu de l'aire vasculaire ; mais la façon dont les principales artères et veines du corps sont primitivement développées, n'est pas du tout élucidée. D'après Müller, le tissu musculaire de l'aorte dériverait de la dernière partie de la protovertèbre.

Chaque aorte est donc placée de chaque côté de la ligne médiane, tout contre l'endoderme secondaire, à droite et à gauche de la corde dorsale, en dedans du canal de Wolff, au-dessus des segments musculaires ; elle forme l'arc aortique qui constitue le premier rudiment des arcs artériels.

Les arcs aortiques sont d'abord au nombre de deux seulement distincts et indépendants ; ils circulent de chaque côté de la ligne médiane où ils se mettent en relation avec le système lacunaire par des branches latérales, et chez les amniotes par les artères omphalo-mésentériques. Ils communiquent largement avec les vaisseaux de l'aire vasculaire jusque vers la cinquième semaine (Allen Thompson, Quain). — A cette époque, l'apparition du mésentère rapproche les aortes, leur fait perdre leurs connexions avec l'aire vasculaire et bientôt les accole à leur partie postérieure de façon à les fusionner ; l'union commence dans la région dorsale et s'étend en avant et en arrière. La bifurcation inférieure correspond aux artères ombilicales ; le trajet de l'aorte, désormais unique, se continue par l'artère sacrée moyenne.

Il nous faut insister à nouveau sur cette formation ; les aortes primitives ne sont réunies qu'en arrière, contre la notocorde ; sur les côtés elles sont toujours séparées ; c'est cette disposition que, depuis Rathke, on représente schématiquement sous la forme d'un cœur de carte à jouer.

On a donc comme tronc d'origine des arcs artériels deux arcs aortiques formés de la façon suivante ; un tronc commun (tronc artériel primitif) qui, vers la septième semaine, se subdivise en aorte et pulmonaire ; des branches divergentes qui remontent jusqu'au niveau du cul-de-sac pharyngien — velum primitif de Quain — qui sépare le pharynx de l'aditus antérior, se recourbent en s'écartant pour embrasser l'intestin supérieur et s'unissent plus bas dans l'aorte descendante.

Des deux cintres ainsi formés par les aortes vont naître des branches transversales de division qui formeront les arcs artériels.

Mais des dispositions importantes apparaissent du côté du cou en même temps que se forment les vaisseaux sanguins des mammifères et subordonnent entièrement leur formation.

Derrière la fosse buccale apparaissent plusieurs pores, ouvertures qui pénètrent de dehors en dedans dans le pharynx futur Ce sont les *fentes branchiales*, déjà vues par Wolff, Bojanus, Sœmmering; bien étudiées par Müller, Burdach, Huschke, Valentin, Rathke, Fol, etc., qui font communiquer la cavité de l'intestin antérieur avec l'extérieur. Depuis Baer, Bischoff et Rathke, tout le monde admet qu'*elles sont ordinairement au nombre de quatre*. Il faut insister sur ce point, nous dirons pourquoi tout à l'heure.

Les fentes branchiales n'ont qu'une existence transitoire et les trois dernières sont généralement oblitérées avant la fin du deuxième mois; elles représentent chez les oiseaux et les mammifères les branchies externes des poissons; les fentes sont limitées par des bourgeons mésodermiques, appelés *arcs branchiaux*.

C'est pour irriguer ces arcs branchiaux que se développent les arcs artériels « Aussitôt qu'ils apparaissent, on peut voir que les premiers arcs aortiques se trouvent dans les premiers arcs branchiaux, en même temps que naissent de nouveaux arcs aortiques, destinés aux arcs branchiaux suivants. » (Kölliker).

Nous n'insisterons pas sur les arcs faciaux et cervicaux ; leur disposition est bien connue, nous nous fonderons simplement sur leur nombre et surtout sur leur innervation pour démontrer plus loin, avec M. Cannieu, qu'on doit considérer quatre arcs artériels et non pas cinq.

Auparavant, nous rapporterons la description des arcs, telle qu'on l'admet généralement ; nous essayerons ensuite de montrer en quoi elle doit être inexacte.

Les subdivisions de l'arc aortique correspondent au développement des régions céphalique et cervicale de l'embryon ; quand les fentes branchiales sont encore ouvertes, le cœur, tube cylindrique, est situé derrière elles (les arcs aortiques qui en sortent sont l'homologue des artères branchiales des poissons). D'abord dans la région cervicale, il descend peu à peu ou, pour parler plus exactement, il y a inégal développement entre lui et la région cervicale. On comprend ainsi comment les arcs aortiques, primitivement situés près du cœur, s'allongent et émettent (au fur et à mesure que le cœur qui commence à se contourner, lui aussi, passe au devant de chacun des arcs pharyngiens) des branches artérielles qui sont destinées à chacun des arcs.

D'après tous les auteurs, cinq paires d'arcs se formeraient d'avant en arrière chez les mammifères et chez l'homme. Elles existent à la quatrième semaine. Les quatres paires supérieures se dirigeraient de chaque côté *à travers les quatre fentes branchiales* ; la cinquième paire seule serait située au-dessous de la dernière fente branchiale ; ce fait est en contradiction avec la loi que nous avons posée au début : à chaque arc viscéral correspond un arc artériel.

Avant la fin du deuxième mois, les trois fentes branchiales inférieures s'oblitèrent de bas en haut; la branchie supérieure ne se ferme jamais complètement, mais
seulement en son milieu ; elle correspond au tympan
par sa partie postérieure. La formation des artères
branchiales est complète avant la fermeture des fentes
branchiales.

Voyons maintenant comment se forment les arcs artériels, qu'il vaudrait mieux appeler *vaisseaux des arcs
branchiaux* (Herting). Ils naissent tous des premiers
arcs aortiques et se dirigent de la partie antérieure à la
partie postérieure de l'embryon, de façon à unir la portion ascendante des aortes à leur portion descendante.
A ce moment, il y a donc, entre celle-ci et le bulbe une
communication complète qui s'oblitère dans la plupart
des cas, suivant un processus mal connu.

Les branches de communication ont été appelées
segments intermédiaires; chaque segment considéré
séparément présente :

Une portion ventrale qui persiste toujours ;
Une portion transverse ;
Une portion dorsale.

Les racines descendantes de l'aorte thoracique correspondent au prolongement en bas et en arrière des
portions dorsales; leur union forme l'aorte thoracique
chez l'embryon.

Un arc artériel ne reste jamais simple; mais il émet
dès l'origine des branches latérales qui se distribuent
aux arcs viscéraux.

L'ébauche des grosses artères est primitivement symétrique; cette symétrie disparaît vite.

Les seuls arcs qui persistent chez les mammifères jusqu'à la naissance sont les quatrième et cinquième arcs gauches qui forment : l'aorte, la pulmonaire et le canal artériel. L'oblitération commence dans le premier et le second arc et est déjà effectuée quand se forment les arcs postérieurs.

Le quatrième arc se met en rapport avec l'aorte des deux côtés, après la division du bulbe artériel ; il est admis qu'il donne dans toute la classe : à gauche la crosse de l'aorte définitive, à droite le tronc innominé dont les branches, carotide primitive et sous-clavière correspondent à des vaisseaux similaires issus de la crosse.

Le cinquième arc disparaît à droite, à une époque peu avancée du développement ; mais il faut signaler que, pendant les cours du second mois, le canal artériel est d'abord double et persiste de chaque côté pendant un temps ; ces deux canaux artériels se contournent en arrière, immédiatement après l'origine du ramuscule destiné à se transformer en bronche pulmonaire droite et gauche et se rendent à celle des aortes qui leur correspond. La disparition du canal artériel droit dépend de la circulation placentaire ; ce vaisseau s'oblitère sans laisser aucun vestige ; c'est ce qui explique que le laryngé inférieur, d'abord situé au dessous du dernier arc perd toute connexion avec lui et sous-tend la sous-clavière droite. A gauche, le cinquième arc entre en relation avec la pulmonaire dont il fournit les deux branches et conserve pendant toute la vie fœtale une large communication avec la crosse aortique par le *canal artériel* gauche, qui est le vestige le plus important et le plus complètement durable de l'existence des arcs, au moment de la naissance, et alors que les grandes artères ont déjà adopté leurs rapports définitifs. Par le canal artériel, le cinquième arc est le seul qui s'oblitère après la naissance, et qui laisse chez l'adulte une trace de son existence dans le ligament artériel qu'on peut retrouver dans toute la série des mammifères.

Le canal artériel prend ainsi une importance de plus en plus considérable jusqu'à la fin de la vie fœtale; et s'oblitère au moment où l'adjonction physiologique des poumons entraine dans l'appareil circulatoire les modifications que nous verrons.

(La persistance du canal artériel — notée chez l'homme — n'a pas été signalée chez les animaux. « Je n'ai jamais, dit Goubaux, noté la persistance du canal artériel chez aucun de nos animaux domestiques, et je ne sâche pas que jusqu'à présent, on en ait cité aucun exemple. » Goubaux a cependant trouvé le trou ovale persistant chez quelques ruminants et chez un chien).

En résumé ;

On admet généralement 5 paires d'arcs chez les oiseaux et les mammifères : la crosse de l'aorte serait formée par le quatrième arc — droit chez les oiseaux, gauche chez les mammifères — l'artère pulmonaire et le canal artériel viendraient du cinquième arc gauche. (Nous verrons plus loin comment il nous semble nécessaire de ne considérer que quatre arcs).

Au point de vue morphologique : le système artériel des mammifères peut être rapproché de celui des crocodiliens de la façon suivante : *a*) crosse aortique gauche commune ; *b*) crosse aortique droite représentée par le tronc brachio-céphalique et la sous-clavière droite.

L'homologie est établie par la présence du nerf récurrent ; mais, arrivés ici, il nous faut distinguer et insister sur un point : « sa signification comme organe symétrique de la crosse aortique gauche est clairement établie par l'observation embryologique. J'y ajouterai une preuve qui me paraît avoir sa valeur ; c'est cette circonstance que le nerf récurrent du pneumogastrique droit embrasse la crosse de l'aorte. Il y a là une identité de connexions très spéciales, dont on sait qu'il faut tenir grand compte dans la recherche des homologies. » (Sabatier).

Nous ferons une seule objection à cette description ; nous admettons très bien que le tronc brachio-céphalique artériel droit soit l'homologue de la crosse aortique, mais on ne peut pour le démontrer se fonder sur la présence du récurrent droit, qui n'arrive sous le tronc innominé que secondairement (après oblitération et disparition du dernier arc artériel droit); d'autre part, à gauche, el récurrent *ne passe jamais sous la crosse de l'aorte* (Chaput, Cannieu, observations personnelles) mais bien directement au-dessous du canal artériel formé aux dépeus du dernier, et non du pénultième arc artériel.

Pour établir l'homologie, il faut donc chercher d'autres arguments, et surtout, croyons nous, dans l'anatomie comparée. L'étude en est facile et en a d'ailleurs été bien faite par Sabatier lui-même.

—

Chez l'homme, contrairement à ce qu'on observe chez

les mammifères, les cinq paires d'arcs sont simultanément présentes et non oblitérées pendant un certain temps.

On trouve au deuxième mois, deux vaisseaux : l'un supérieur, l'autre inférieur. Le supérieur sort de ce qui sera le ventricule gauche et se ramifie à la tête, à la partie supérieure du tronc et des bras ; l'inférieur vient du futur ventricule droit et se rend en arcade à la partie inférieure du tronc ; il est formé par les quatrième et le cinquième anses vasculaires postérieures.

A mesure que le développement progresse, le bulbe a tendance à être rejetté en arrière, comme le reste du cœur. Du bulbe, les arcs artériels de chaque côté s'élancent suivant deux directions différentes : le premier et le deuxième arc en un tronc ascendant, le troisième, quatrième et cinquième en des troncs descendants.

Peu à peu, le point d'insertion de l'aorte sur le bulbe remonte et le troisième arc prend à son tour la direction du tronc ascendant, sur lequel il se greffe et va former la carotide primitive.

Finalement, par le même processus, le bulbe artériel s'allongeant toujours, le quatrième arc de chaque côté vient naître du tronc ascendant ; celui du côté droit forme l'artère innominée (tronc brachio-céphalique), celui du côté gauche la crosse de l'aorte. Le cinquième arc seul a pendant un certain temps une direction descendante.

De la partie dorsale du premier arc, une branche passe à travers le cou, puis devient la partie supérieure de la carotide interne. Quand le premier et le deuxième arc s'oblitèrent, transformation qui se produit d'abord, cette branche demeure en continuité avec le troisième arc par les portions dorsales non oblitérées du premier et du second arc (extrémité supérieure de l'aorte primitive).

Ces portions réunies avec le troisième arc forment la partie inférieure de la carotide interne ; la communication postérieure entre le troisième et le quatrième arc s'oblitère.

Les branches de la carotide externe sont fournies par ce qui reste du premier et du second arc. Les artères maxillaires et temporales proviennent du premier arc ; la linguale, la pharyngienne ascendante, probablement aussi l'occipitale et l'auriculaire proviennent de la partie antérieure du second arc.

La division du bulbe artériel en troncs aortique et pulmonaire coïncide avec le report en arrière de l'extrémité du bulbe aortique ; celle-ci est tantôt opposée au point de jonction de la quatrième et de la cinquième paire d'arcs, tantôt mise en rapport avec tous les arcs qui se groupent autour du tronc ascendant de l'aorte. Après sa séparation, le bulbe aortique est un tube double ; le nerf laryngé inférieur qui, jusque là, s'était dirigé directement vers le larynx qui commence à s'autonomiser, est entraîné par le quatrième arc. Le mouvement de descente qui s'accentue allonge proportionnellement les carotides primitives.

Pendant la huitième semaine, les arcs quatre et cinq fusionnés encore en avant, fournissent des branches aux poumons ; celle de gauche communique avec l'aorte postérieure par le canal artériel. Les branches pulmonaires grossissent peu à peu et reçoivent latéralement une plus grande quantité de sang ; à partir de cette

époque déjà, le courant sanguin ne passe plus tout
entier par le canal artériel et à mesure que le développe-
pement avance, les artères aorte et pulmonaire augmentent de calibre.

De la partie descendante de l'aorte primitive partent
une série *d'artères intersegmentaires*. La plus élevée de
ces branches devient la vertébrale, qui ensuite s'unit,
en haut, avec celle du côté opposé pour former le tronc
basilaire. Les branches inférieures donnent les artères
intercostales.

Une branche de l'extrémité supérieure vient s'abou-
cher dans la vertébrale; elle forme plus tard la
sous-clavière et ce nom s'étend ensuite à l'artère qui
était à l'origine représentée par la vertébrale.

Destination des quatrièmes et cinquièmes paires d'arcs.—
Les arcs 4 et 5 éprouvent les changements les plus
importants.

L'arc aortique est à l'origine en rapport avec les
4 arcs supérieurs qui à partir de là forment deux
rameaux ascendants; de ces rameaux, le droit est de
beaucoup le plus petit; il forme le tronc brachio-céphalique; le gauche beaucoup plus large représente la
partie de l'arc de l'aorte située entre le tronc innominé
et la carotide gauche. Cette disposition correspond à la
prédominance précoce des arcs aortiques gauches sur
ceux du côté droit.

A droite, le quatrième arc persiste dès le début et
forme la sous-clavière et la vertébrale droites; du côté
gauche, l'arc tout entier persiste et forme ce qui doit
rester de l'arc de l'aorte.

Le cinquième arc du côté droit persiste seulement

depuis son origine jusqu'au poumon droit. Le reste de l'arc disparaît (1). Bien plus, certains auteurs prétendent qu'il n'a aucun rôle dans la formation de la bronche pulmonaire droite, et qu'il ne forme jamais que le canal artériel droit, qui, nous l'avons vu n'a qu'une existence éphémère.

Le cinquième arc du côté gauche persiste dans toute sa longueur durant la vie fœtale et rejoint le quatrième arc par l'intermédiaire du canal artériel, que Rœderer, à cette époque du développement, a tenté d'assimiler à l'aorte descendante.

La partie située au-dessous de l'aorte primitive disparaît entièrement du côté droit; celle du côté gauche forme le commencement de l'aorte descendante, qui persiste.

Telle est la théorie généralement admise. Nous allons voir maintenant les modifications qu'y ont apportées différents auteurs.

Zimmerman a décrit, à la fois chez l'embryon du rat et l'embryon humain, un arc artériel situé entre les arcs aortique et pulmonaire. Si l'on admet cette disposition, l'arc aortique deviendrait le cinquième arc, et l'arc pulmonaire le sixième arc. Cette assertion n'est pas prouvée.

Beaucoup plus vraisemblable est la théorie de M. Cannieu, à laquelle nous nous rallions absolument.

D'après un certain nombre de recherches entreprises sur le cadavre et portant sur la situation exacte du

---

(1) Rathke décrit les deux branches pulmonaires comme étant formées par le cinquième arc gauche chez les mammifères; d'après Quain, chacune de ces branches est formée par son arc correspondant.

récurrent à son passage au-dessous des gros vaisseaux gauches, M. Cannieu est arrivé aux résultats suivants :

a) Les arcs des mammifères ne sont pas les homologues de ceux des poissons osseux,

b) L'arc qui forme l'aorte n'est pas l'équivalent du quatrième, mais bien du troisième arc.

c) L'arc qui constitue le canal artériel et l'artère pulmonaire n'est pas le cinquième, mais le quatrième arc.

Nous chercherons à démontrer qu'il n'y a chez l'homme que quatre arcs artériels en nous fondant sur les observations de M. Cannieu (au travail duquel nous ferons de larges emprunts) et sur les nôtres, qui ont porté sur la situation exacte du canal artériel et sur ces rapports avec le nerf laryngé inférieur gauche.

D'après l'embryologie, les arcs viscéraux sont innervés de la façon suivante Si l'on admet cinq arcs viscéraux, « le facial fournit deux rameaux, l'un au premier arc, l'autre au second. Le glosso-pharyngien donne une branche au deuxième et une au troisième arc, circonscrivant ainsi la seconde fente branchiale aux environs de laquelle prend naissance l'organe du goût.

Le pneumo-gastrique fournit aux arcs inférieurs, disposition qui le désigne d'avance pour la fonction respiratoire. » (Debierre).

De cette description, nous ne devons retenir que la dernière partie. Le pneumogastrique fournit aux deux derniers arcs, c'est-à-dire à ceux qui formeront l'aorte d'une part, l'artère pulmonaire et le canal artériel d'autre part ; or, il ne les innerve pas directement, mais se trouve en rapport avec eux par l'intermédiaire de sa branche laryngée inférieure.

Tout l'intérêt de la discussion repose donc sur la situation exacte du nerf récurrent.

Toutes les recherches embryologiques concordent sur un point; les descriptions et les figures démontrent que chez l'embryon le récurrent passe *toujours au-dessous du dernier arc artériel*. Comment se fait-il qu'on décrive, chez l'adulte, le récurrent comme s'il passait immédiatement dans la concavité de la crosse de l'aorte? Nous savons bien que poussés par le besoin d'identifier deux vaisseaux, aorte ascendante et tronc brachio-céphalique, qui proviennent effectivement d'un même arc, on veuille conclure du passage du récurrent droit sous la sous-clavière au passage du récurrent gauche sous l'aorte.

Mais les conditions sont différentes à droite et à gauche et le récurrent gauche passerait sous l'aorte, comme il passe à droite sous la sous-clavière, s'il y avait atrophie très précoce du dernier arc gauche, ce qui n'est pas.

Voyons d'abord la situation exacte du récurrent gauche.

Voici ce que dit Cannieu : Dans un cas, le récurrent embrassait le ligament artériel et passait au-dessous de ce qu'on considère comme le cinquième arc. Dans deux autres cas, le récurrent entourait le canal artériel sans prendre contact avec l'aorte. — Dans tous les autres cas, il passait dans l'angle obtus formé par la réunion du ligament de Botal et du vaisseau aortique. — Une seule fois, le récurrent contournait franchement l'aorte. Il s'agit évidemment, dans cette dernière observation, d'une anomalie. Car chez les 70 sujets que nous avons examinés spécialement à ce point de vue, le pneumogastrique à son arrivée dans la poitrine était un peu dirigé en avant, et le plus souvent, était séparé de l'aorte par l'extrémité supérieure du canal artériel. — Toujours le récurrent, après un trajet de un centimètre environ, tendait à passer sur le bord externe de l'œsophage, en passant le plus souvent, au-dessous du tiers supérieur du canal artériel, c'est à dire, généralement sans avoir le moindre contact avec l'aorte. Toutes les dissections que j'ai faites permettent d'admettre ce fait comme une règle absolue. On conçoit que chez l'adulte, le même volume du ligament artériel ait égaré les observateurs et leur ait fait admettre que le récurrent contourne la crosse de l'aorte; mais ici encore, il en est séparé par ce ligament artériel.

Donc l'anse du laryngé inférieur est située sur la face inférieure du canal ou du ligament artériel chez l'homme; nous l'avons trouvée à la même place chez le singe, le chien et le rat; par conséquent il n'a aucun rapport avec l'aorte, partant avec le pénultième arc, mais passe au-dessous du canal artériel, c'est à dire du dernier arc artériel; « et lorsqu'on prétend que la crosse de l'aorte est contournée par l'anse du récurrent, ce n'est pas la portion de cette crosse formée par l'arc vasculaire qui est contournée par le nerf, mais bien la partie dorsale comprise entre le point de jonction du ligament de Botal et l'aorte descendante. »

Nous semblons avoir bien marqué la place exacte du récurrent gauche. D'où vient donc que le récurrent droit passe au-dessous de la sous-clavière qui vient de l'arc pénultième? Car dans aucun cas, il ne peut être question d'assimiler deux vaisseaux aussi différents que la sous-clavière et le canal artériel.

L'explication est encore fournie par l'embryologie.

1° Nous avons vu que l'aorte gauche des oiseaux disparaît complètement, ne laissant qu'une cicatrice comme trace de son passage. — Ce n'est pas le cas ici pour la sous-clavière qui est bien l'homologue de l'aorte gauche chez l'homme.

2° Chez l'homme, c'est le dernier arc artériel droit qui s'atrophie rapidement et disparaît tout entier et d'une façon précoce. Il est déjà résorbé quand le cœur acquiert sa situation définitive et quand les poumons apparaissent (car les branches pulmonaires viennent toutes les deux du dernier arc gauche). Son existence très transitoire fait que le laryngé inférieur droit contracte de nouveaux rapports, par ce fait qu'il a été entraîné d'abord par le dernier arc droit; mais que celui-ci s'étant annihilé en route, l'avant dernier arc droit a continué le mouvement de descente des arcs artériels et a rencontré l'anse du récurrent droit avec qui il a contracté le rapport que l'on connaît.

Cette disposition permet de laisser complètement de côté le laryngé inférieur droit, qui ne doit pas du tout, quoi qu'on en dise, être assimilé à son congénère gauche, quant à sa disparition définitive du moins.

« Les données d'anatomie comparée, dit Cannieu, sont peu en rapport avec l'idée que l'esprit se fait de la science; jusqu'aux amphibiens inclusivement, ce sont les arcs vasculaires postérieurs qui s'atrophient; à partir des reptiles, ce sont les arcs antérieurs. »

Il est bien démontré que les oiseaux et mammifères n'ont que quatre arcs *viscéraux* : nous l'avons déjà vu.

« Le cinquième ne se développe jamais ; il semblerait naturel d'admettre que les arcs vasculaires disparus chez ces animaux sont les arcs postérieurs ; quand il s'agit des arcs vasculaires des vertébrés supérieurs, on admet que l'arc vasculaire qui est l'homologue du cinquième chez les poissons, loin de suivre la destinée du cinquième arc viscéral, se transforme au contraire pour constituer l'artère pulmonaire... Chez les mammifères, il n'y aurait plus parallélisme entre les arcs viscéraux et les arcs vasculaires, puisque les arcs viscéraux qui s'atrophient sont les postérieurs et les arcs vasculaires qui disparaissent sont au contraire les antérieurs. »

La proposition de Cannieu, pour montrer qu'il n'y a que quatre arcs artériels peut être mise sous forme de syllogisme.

1° Le cartilage thyroïde, innervé par le récurrent, représente chez les mammifères le quatrième arc viscéral.

2° Le récurrent passe toujours en dehors et en arrière du *dernier arc vasculaire* des mammifères, c'est-à-dire de celui qui forme toujours l'artère pulmonaire.

3° Conclusion. — L'arc qui forme l'aorte n'est pas l'équivalent morphologique du quatrième, mais bien du troisième.

3' Proposition parallèle. L'artère pulmonaire est constituée non par le cinquième arc, mais par le quatrième.

Les mammifères et l'homme présentent dans leur squelette cervical quatre arcs.

Le premier, antérieur, *mandibulaire*, se transforme en mâchoires.

Le second, arc hyoïdien, est représenté chez l'homme par les vestiges d'un arc complet chez les ruminants et les solipèdes. (Apophyses styloïdes, petites cornes de l'hyoïde. Appareil stylo-hyoïdien).

Le troisième est formé par les grandes cornes de l'hyoïde.

Quant au quatrième, qui nous intéresse surtout, « on s'accorde depuis les travaux de Dubois, à dire qu'il se transforme pour constituer le cartilage thyroïde. »

FIGURE. I. — DESTINATION DES ARCS ARTÉRIELS.

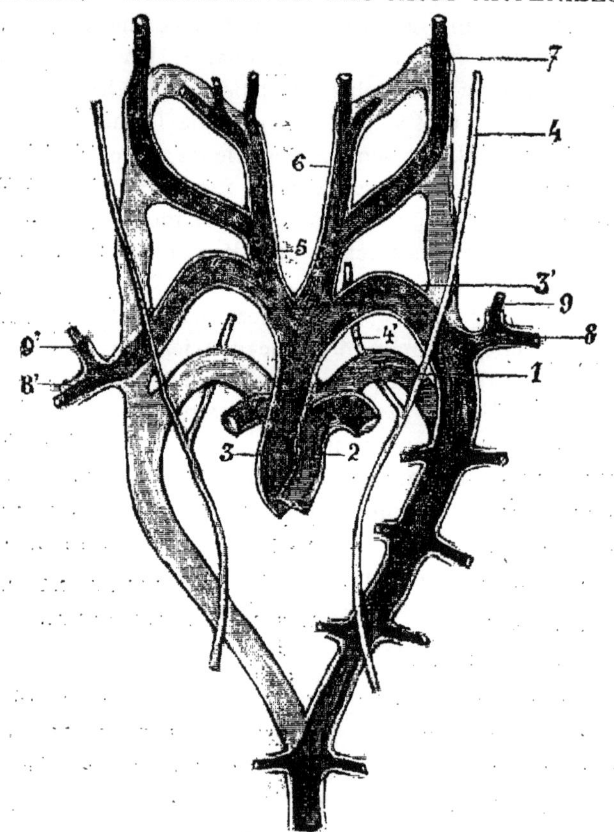

1. Canal artériel. — 2. Artère pulmonaire. — 3 et 3'. Aorte. — 4. N. vague. — 4'. N. Récurrent. — 5. Tr. brachio céphalique. — 6. Carotide interne. — 8 et 8'. Sous-clavière. — 9 et 9'. Vertébrale.

De prime abord, il peut sembler que le cartilage thyroïde ne peut avoir que des rapports lointains avec le canal artériel ; et bien qu'il soit innervé par le récurrent on ne voit pas comment on peut conclure. Comme toujours l'explication est donnée par l'ontogénie.

Nous savons que le cœur étant né au-dessous de la tête et situé derrière les arcs branchiaux, les arcs aortiques au début se mettent directement en rapport avec leurs arcs viscéraux : et à ce moment, le nerf pneumogastrique envoie un filet au quatrième arc viscéral. Ce filet, qui deviendra le laryngé inférieur croise en biais le dernier arc artériel et sans décrire une anse.

Mais de même que pour la moelle, qui semble subir un mouvement ascensionnel, le cœur par suite du développement disproportionné du contenant et du contenu, descend dans la poitrine, entraînant les vaisseaux, qui gardent leur destination, mais s'allongent en perdant leurs rapports primitifs. Le laryngé est saisi par ce mouvement, et pour conserver sa destination, est forcé de décrire une anse.

« Ce rameau du pneumogastrique peut suivre deux trajets : il peut passer au-dessus et au-dessous de l'arc vasculaire qui irrigue le quatrième arc viscéral. De ce fait, il résulte que, chez l'adulte, si on veut chercher quel est le quatrième arc, on devra tenir compte des données exposées précédemment ».

Suivant toujours les arguments de M. Cannieu, voyons si le quatrième arc est bien celui qui formera plus tard l'aorte.

Le récurrent passe au-dessous du quatrième arc vasculaire. D'après tous les auteurs, le quatrième arc est situé au-dessus du laryngé inférieur; d'après les dissections de Cannieu et les nôtres, le nerf ne passe pas en arrière de l'arc qui formera la crosse de l'aorte. Si celle-ci était formée par le quatrième arc, le récurrent devrait passer immédiatement au-dessous d'elle, c'est-à-dire au-dessus du canal artériel. Or il n'en est pas ainsi; donc « quelle que soit la situation de l'anse du récurrent par rapport à l'aorte et au ligament de Botal, on peut la considérer comme postérieure à ce ligament. De ce fait, *il nous est permis de conclure que la crosse de l'aorte n'est pas formée par le quatrième arc vasculaire chez les mammifères et les oiseaux, mais bien par un arc portant un numéro d'ordre moins fort* ».

Si il en est ainsi, on doit observer des modifications correspondantes dans l'origine des artères de la tête et des membres supérieurs.

En allant de bas en haut : 1° L'artère pulmonaire et le canal artériel viennent-ils du quatrième arc ?

La seule présence du récurrent permettrait de l'admettre; mais n'autorise pas à conclure. Nous admettons d'abord, d'après ce que nous venons de voir que, chez les vertébrés supérieurs, ce sont les arcs postérieurs qui s'atrophient. — Le cinquième arc disparaît donc et l'arc inférieur donne l'artère pulmonaire et le canal artériel.

2° La crosse de l'aorte et le tronc brachio céphalique sont formés par le troisième arc, non par le quatrième. De même la vertébrale et la sous-clavière gauche, branches de l'aorte, qui correspondent au troisième arc viscéral (grandes cornes de l'os hyoïde).

3° La carotide primitive des deux côtés répond au système stylo-hyoïdien ; la communication postérieure entre le deuxième et le troisième arc artériel disparaît.

4° La glande carotidienne est le vestige du premier arc viscéral (arc mandibulaire) — son irrigation primitive est représentée chez l'adulte par les branches de la carotide externe.

Il faut donc n'admettre que quatre arcs artériels, disposition conforme au nombre des arcs viscéraux qui sont au nombre de quatre. Du même coup, on n'est plus forcé de chercher des explications fantaisistes pour la destination du premier arc.

Pendant toute la vie fœtale, le canal artériel fait communiquer les circulations pulmonaire et aortique, grâce à un développement particuliérement considérable de l'avant-dernier arc (3ᵉ) vasculaire gauche. La crosse gauche s'allonge peu à peu, s'élargit et prend une direction ascendante qui a pour effet d'élever l'insertion aortique du canal artériel.

Celui-ci d'abord oblique en bas, devient à peu près horizontal, et continue la direction du tronc de la pulmonaire ; il déverse ainsi dans l'aorte du sang surtout veineux, provenant de la veine cave supérieure. Car il faut bien considérer que les conditions de circulation et de nutrition sont différentes chez le fœtus et chez l'adulte. Par suite de l'accroissement des branches pulmonaires, et du développement parallèle de la crosse de l'aorte, la quantité de sang veineux diminue dans celle-ci et dans les derniers mois de la vie intra-utérine, il y a surtout prédominance de sang artériel amené du placenta.

Cette nouvelle modification est destinée à faire sortir peu à peu les poumons de leur inertie et à les habituer graduellement — le besoin d'oxygène étant plus grand à la fin de la vie fœtale — à se préparer au contact de l'air.

—

En résumé, les vaisseaux de la base du cœur et leurs branches sont développées aux dépens de formations vasculaires embryonnaires qui se rencontrent dans toute la série animale à partir des sélaciens, et qu'on appelle les arcs vasculaires; ils sont disposés par paires de chaque côté de la portion cervicale de l'embryon et vont de la partie ventrale à la partie dorsale.

L'arc vasculaire, transformation des branchies des poissons est homologué dans toute la série: il est chargé de la nutrition de l'arc viscéral, qu'on retrouve chez les mammifères sous forme d'arc branchial ou pharyngien qui limite une fente branchiale.

L'anatomie comparée permet d'admettre que l'atrophie d'un arc artériel entraine une atrophie correspondante de l'arc viscéral, c'est à dire qu'on peut expliquer la diminution des arcs vasculaires chez les mammifères, par exemple, par l'absence et la non-formation des arcs viscéraux correspondants.

Nous avons vu que le nombre des arcs vasculaires varie dans la série animale. C'est ainsi qu'on en compte de deux à cinq chez les poissons. Sans quitter la classe on note de grandes variations individuelles (Müller, Huschke, Agassiz, Hyrtl, Dœllinger, etc.)

Comment se fait cette réduction ? Il est démontré qu'elle s'opère par une atrophie des arcs postérieurs.

Dans l'ordre de poissons qui n'a que 5 arcs, par exemple, ce sont les sixièmes et septièmes qui ne sont pas développés. Chez les poissons osseux, ce sont par ordre décroissant, les arcs : 8, 7 et 6.

Cette atrophie des arcs postérieurs est encore admise chez les amphibiens dont les embryons et les larves n'ont que quatre paires d'arcs (Bergmann, Leuckart). Cannieu insiste avec raison sur un fait qui peut sembler bizarre ; c'est qu'à partir des reptiles, il est admis que ce sont les arcs inférieurs et non les postérieurs, qui s'atrophient. Nous avons vu qu'il fallait abandonner cette idée fausse.

Depuis Rathke, on admet que l'homme possède cinq paires d'arcs vasculaires ; les deux premières paires s'atrophient et il se développe les vaisseaux suivants : les carotides aux dépens du troisième arc, l'aorte et la sous-clavière droite aux dépens du quatrième arc, l'artère pulmonaire et le *canal artériel* aux dépens du cinquième arc.

Il peut sembler osé de s'attaquer à une opinion aussi bien assise et admise depuis 1843 par tous les anatomistes : Cependant le travail de Cannieu d'une part, nos recherches sur le canal artériel et le récurrent d'autre part, nous semblent suffisamment complètes pour que l'ancienne théorie des cinq arcs vasculaires en soit vigoureusement attaquée et ébranlée, et nous autorisent à admettre ce que nous avons plus haut développé tout au long, à savoir que l'aorte se développe aux dépens du troisième arc, l'artère pulmonaire et le canal artériel aux dépens du quatrième arc vasculaire.

Il est à espérer que des recherches — toujours longues et difficiles — faites chez les divers embryons de mammifères, appuieront définitivement notre opinion en détruisant celle qui était admise depuis Rathke, et que comme nous, on n'admettra plus que quatre paires d'arcs artériels chez l'embryon des mammifères et de l'homme.

Les arcs artériels et le transformisme

Nous ne ferons qu'une allusion à la large théorie du transformisme, en attirant l'attention sur les points que nous avons essayé de mettre en lumière. L'esprit est forcément attiré par l'identité de développement des vaisseaux de tous les vertébrés et les transitions naturelles qu'on observe permettent de relier des types aussi différents que les crocodiliens et les oiseaux, par exemple.

Nulle part, d'ailleurs, la gradation n'est aussi nette et a frappé les adversaires de la théorie eux-mêmes. « Quelques anatomistes, dit Milne-Edwards, se laissant séduire par de vagues ressemblances, ont été conduits à croire que la nature, en créant cet appareil (l'appareil circulatoire), marchait toujours dans la même voie et jalonnait, pour ainsi dire, la route, en laissant à chaque étape une des formes organiques par lesquelles tous les vertébrés devaient passer, mais qui n'étaient que des formes transitoires pour les êtres mieux doués, tandis qu'elles deviennent permanentes pour ceux qui restaient en chemin. *Je ne connais aucune série d'organes dont les modifications paraissent, au premier abord, aussi favorables à cette hypothèse de la transmutation des espèces;* mais, ici de même que partout ailleurs, elle ne résiste pas à un examen sérieux et ne peut conduire qu'à donner des choses une idée fausse. »

L'opinion de Milne-Edwards est faite de parti-pris et sans vouloir tout rapporter à une théorie, il suffit de se rappeler la disposition des arcs, en allant des poissons à l'homme, pour montrer jusqu'à l'évidence, la transformation du système artériel des vertébrés inférieurs.

1. — L'origine nous ramène à la circulation branchiale des poissons, chaque arc artériel correspondant à un arc branchial. Chez l'embryon humain de 15 à 20 jours, le cœur tubulaire présente 3 cavités, tout comme chez les poissons. La forme des aortes primitives, puis leur division en arcs pharyngiens se rendant aux arcs branchiaux, véritables branchies, peut facilement être identifiée à la circulation des cyclostomes et des sélaciens. La présence des quatrièmes arcs artériels, pulmonaire et canal artériel, reproduit la disposition du vaisseau des dipnoïques, qui met en relation les artères branchiales et la racine de l'aorte.

2. — En avançant dans la série, la distribution des arcs se complique, mais reste toujours symétrique (Batraciens). C'est ce qu'on observe chez l'homme, tant que le cœur n'est pas arrivé à sa place définitive. Certains des arcs vasculaires s'oblitèrent, en commençant toujours par les arcs inférieurs. Mais on trouve, chez l'embryon humain un moment, — quatrième semaine, — où les quatre arcs sont présents et non oblitérés. Et le système

circulatoire des amphibiens correspond à un stade déjà avancé, qui montre qu'à partir de cette classe, certains des arcs ne sont que transitoires. Mais le lien qui unit les diverses familles est représenté par le dernier arc qui dans les diverses familles des vertèbrés donne toujours naissance à l'artère pulmonaire et au canal artériel (Balfour).

3 — La situation se complique chez les reptiles par la présence de la fente inter-aortique des chéloniens et du foramen de Panizza des crocodiliens : il suffit dans ce cas, pour trouver l'analogie de se reporter à l'étude du bulbe artériel et à sa division, d'abord incomplète, puis absolue en aorte et pulmonaire.

4. — Chez les oiseaux, les différences sont de plus en plus minimes et se rapprochent de l'état parfait observé chez l'homme. La seule dissemblance se trouve dans la situation de l'aorte et dans l'absence d'aorte gauche, causée par une oblitération très précoce du troisième arc artériel gauche.

5 — Enfin chez les mammifères, la situation des arcs artériels, la formation consécutive des artères sont constantes. Dans toute cette classe de vertèbrés. les carotides primitives viennent des seconds arcs ; l'aorte droite — troisième arc droit — est représentée par le tronc artériel brachio-céphalique ; l'aorte proprement dite — troisième arc gauche — décrit une courbe constamment dirigée à gauche.

L'étude successive du cœur et des vaisseaux de la base — que nous avons faite au début de ce travail — est à même d'amener spontanément la comparaison , et en tenant compte des variations individuelles et des dispositions créées par les circonstances extérieures à chacun des êtres de la série, on ne peut faire sans conclure que l'ontogénie est la reproduction fidèle de la philogénie qui l'explique et la complète.

Si l'on s'en tient seulement a l'étude philogénique du cœur, il faut bien admettre qu'il y a quelques lacunes et qu'il manque quelques types de transition ; mais sans avoir besoin, nous semble-t-il, d'invoquer des types disparus, capables de faire admettre des formes transitoires (comme pour l'étude comparée du système osseux, par exemple), il suffit d'examiner comparativement la succession des arcs dans la série, qui montre à l'évidence le passage graduel d'une espèce à l'autre, et qui permet de suivre l'évolution normale du système artériel dans toute sa série.

Certaines objections à la théorie sont, nous le répétons, tirées de l'étude comparative du cœur ; il n'y a pas, par exemple, de type de transition entre les reptiles à ventricules communicants et les crocodiliens. A ce propos, Sabatier insiste sur des nuances morphologiques peu considérables. « Le développement complet de la cloison, les modifications des valvules auriculoventriculaires et surtout les rapports spéciaux du foramen de Panizza avec les valvules sigmoïdes aortiques, rapports si singuliers et si différents de ceux que ces mêmes valvules, affectent avec la fente interaortique entre les autres reptiles, semblent constituer dans la série zoologique l'introduction passablement brusque d'une disposition spéciale du cœur. »

Dans tous ces cas, il ne faut pas s'en tenir à un seul argument et voir, par exemple la transformation si remarquable de la fente interaortique en pertuis aortique.

Sur un autre point, à propos du passage brusque du cœur droit avec aorte (crocodiliens) au ventricule droit sans aorte ni orifice aortique (oiseaux) il suffit encore d'invoquer la disposition et la différence d'oblitération des arcs vasculaires dans la série, et se rappeler la division embryonnaire du bulbe artériel par la lame spiroïde de Tonge.

En résumé, la formation et l'évolution des arcs artériels chez les vertébrés sont un argument considérable à la théorie transformiste.

La naissance des mêmes artères aux dépens des mêmes derniers arcs est si constante que l'évolution de l'embryon humain n'est que la reproduction des dispositions observées dans la série.

Pour terminer, nous rapporterons encore les idées de M. Cannieu qui appuient solidement la théorie, en montrant que les arcs, bâtis sur un type uniforme se comportent chez l'homme de la même façon que chez les vertébrés inférieurs ; qu'en passant d'un groupe à un autre, c'est toujours le dernier arc qui s'atrophie ; que dans tous les cas, c'est le dernier arc existant qui donne l'artère pulmonaire et le canal artériel.

Cette façon d'interpréter les faits (admettre quatre paires d'arcs chez les mammifères) a l'avantage d'accorder, chez les vertébrés pulmonés, une même origine aux artères pulmonaires. Nous avons vu que chez les amphibiens, c'est aux dépens du quatrième arc vasculaire que ces vaisseaux se développent; il en serait donc de même, contrairement aux données admises, pour les groupes qui leur sont supérieurs.

« En passant d'une classe à une autre, *si un arc vasculaire disparaît, c'est toujours sur le dernier, sur le postérieur que porte la destruction*. Avec cette conception, fondée sur l'étude minutieuse des faits, disparaît cette sorte d'anomalie admise jusqu'ici et qui déconcertait l'esprit : « les arcs vasculaires qui disparaissent sont les postérieurs chez les vertébrés inférieurs, les antérieurs chez les vertébrés supérieurs. »

« De plus, elle range toute la série animale des vertébrés *sous une même loi de parallélisme*, quand il s'agit du développement des arcs viscéraux et vasculaires. On croyait, en effet, qu'il se développait cinq arcs vasculaires pour quatre arcs viscéraux. Chez les mammifères, on a vu que, pour nous, *quatre arcs vasculaires correspondent à quatre arcs viscéraux*. »

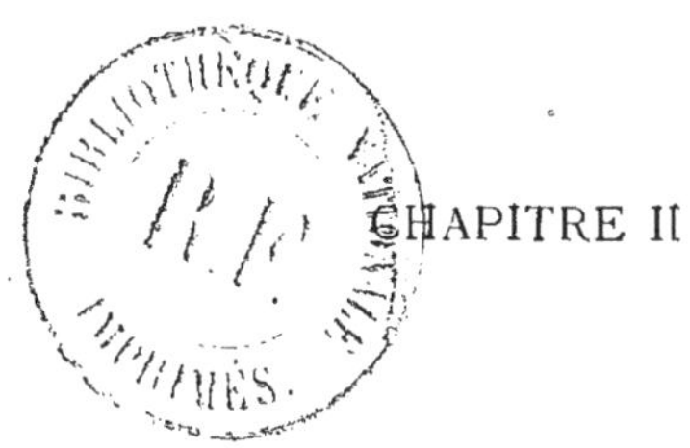

CHAPITRE II

Topographie des Organes thoraciques vus en projection

par rapport au plastron chondro-sternal

Avant de commencer cette étude, nous allons rapporter les idées générales de *Schanz*, qui nous semblent bien résumer la question.

« Chez l'enfant qui n'a pas encore respiré, le thorax, dans tous ses diamètres, est plus petit que chez celui qui a respiré ; le diaphragme remonte plus haut, les poumons atélectasiés sont placés des deux côtés de la colonne vertébrale ; la crosse de l'aorte n'est pas tournée d'avant en arrière, mais plutôt transversalement de droite à gauche. La terminaison de l'aorte frôle la colonne vertébrale et lui est réunie en partie par des tissus d'union, en partie par les nombreuses artères intercostales. Vis-à-vis du point où la crosse de l'aorte frôle la colonne vertébrale et lui est fixée s'abouche le canal artériel. A son origine partent les branches de l'artère pulmonaire. A leur point de départ est le repli du péricarde. Ce dernier est solidement fixé au médiastin, de sorte que par ce moyen le péricarde est uni au sternum et au diaphragme.

« Chez l'enfant qui a respiré, le thorax s'est élargi, les côtes et avec elles le sternum se sont élevées, le diaphragme s'est abaissé, le cœur s'est éloigné de la colonne vertébrale, et à la suite du mouvement de descente du diaphragme s'est abaissé en même temps que lui ; le poumon a considérablement augmenté de volume ; le hile du poumon qui d'abord était accolé aux corps vertébraux s'en est éloigné et se trouve maintenant au milieu de la cage thoracique. Quelle influence, ce changement des organes voisins peut-il avoir sur le canal artériel ? Celui-ci s'abouche dans l'aorte à l'endroit où celle-ci est réunie à la colonne vertébrale par des masses de tissu d'union et par les artères qui s'en éloignent ; c'est ainsi que l'un des bouts du canal artériel, son point d'abouchement dans l'aorte se trouve fixe. A l'autre bout partent les branches pulmonaires et au même niveau se trouve le repli du péricarde sur l'artére pulmonaire. Une traction s'exerce ainsi sur le canal. Lequel des changements thoraciques que nous venons de décrire peut-il avoir une influence sur l'extrémité libre du canal ?

1. — « Le hile du poumon atélectasié est contre la colonne vertébrale ; il s'en éloigne à la première inspi-

ration et marche vers le milieu du thorax. Dans le hile arrivent les artères pulmonaires qui suivent ce mouvement. Elles sont unies à l'extrémité libre du canal artériel qui doit suivre les variations de la pulmonaire ; puisqu'une de ses extrémités est fixée, le déplacement de l'autre doit amener un changement de position du canal, et une variation de l'angle au point d'abouchement, qui peut être minime quand la distance — de l'origine de la pulmonaire à la colonne vertébrale n'est pas plus grande que ne le comporte la longueur du canal ; si cette distance est plus grande, le canal doit par les ramuscules de l'artère pulmonaire varier dans sa longueur.

2. — « A l'extrémité libre du canal artériel se trouve le repli du péricarde qui est intimement uni au diaphragme. Au moment de la descente de ce dernier, le cœur doit être entraîné en bas, puisqu'il lui est uni par le péricarde ; mais grâce justement au repli du péricarde, le mouvement se propage à l'artère pulmonaire et de là au canal artériel ; comme celui-ci est fixé à son extrémité aortique, ce mouvement peut être considéré comme un tiraillement du canal, qui a son maximum au milieu de l'inspiration.

3. — « Le péricarde est de plus uni intimement au sternum par les tissus du médiastin. Quand la distance entre la colonne vertébrale et le sternum est trop grande, un mouvement se propage encore du sternum au péricarde et jusqu'à son reploiement sur l'artère pulmonaire ; là encore ce mouvement peut être considéré comme un tiraillement du canal artériel. »

..... « Mon opinion est la suivante : puisqu'une

extrémité du canal est fixée (à l'aorte), l'autre extrémité est libre et peut obéir jusqu'à un certain point à un mouvement communiqué soit par le péricarde, soit par les artères pulmonaires. Dès le début de la respiration, les artères pulmonaires changent de place, s'éloignent de la colonne vertébrale avec le hile des poumons et viennent au milieu du thorax ; par l'abaissement du diaphragme, le péricarde subit un mouvement en bas, et par l'élévation du sternum un mouvement en avant ; ces deux mouvements se communiquent jusqu'à la réflexion du péricarde. C'est par la combinaison de ces trois facteurs que change la direction du canal artériel, de même qu'il se produit un tiraillement qui amène une obstruction mécanique de sa lumière. »

—

Bien que le nombre de nos observations, qui demandent des recherches longues et précises, ne soit pas extrêmement considérable, nous nous sommes crus autorisés à rapporter ici le résultat de nos découvertes relatives à : 1° la situation exacte des organes superficiels, c'est-à-dire de ceux qu'on découvre immédiatement après l'ablation du plastron chondron-sternal ; 2° à la situation des organes situés profondément.

Les dissections ont été faites sur des sujets de différents âges (morts-nés enfants de 7, 30, 40 jours; 3, 6, 7 12 et 20 mois). Nous avons utilisé pour cette étude le procédé déjà ancien des aiguilles, employé par Hope, Gendrin, Meyer, Pirogoff, Luschka, Braune, etc. Ce moyen, simple chez des sujets dont la cage thoracique est peu développée, semble tout en marquant bien les variations individuelles, nous avoir donné des résultats assez précis et assez concordants. Nous avons d'ailleurs, chaque fois, complété chaque dissection par deux dessins superposables, l'un pour le plan superficiel, l'autre pour le plan profond, qui indiquaient les organes découverts avec leurs dimensions exactes, prises au compas d'épaisseur.

Nous allons maintenant rapporter nos conclusions :

I. — **Plan superficiel**

Il comprend les organes qui, chez l'enfant très jeune, tombent immédiatement sous la vue après l'ouverture du thorax.

1º Les poumons droit et gauche (lames antérieures).

2º Le thymus.

3º La face antérieure du péricarde.

4ʳ Les troncs innominés veineux droit et gauche.

1º POUMONS. — Les lames pulmonaires antérieures recouvrent de chaque côté une partie du péricarde et et du thymus, qu'on aperçoit facilement par simple écartement.

Les poumons qui se développent dès la première inspiration restent cependant d'autant plus éloignés de la ligne médiane, le diaphragme remonte d'autant plus haut, qu'on examine des sujets qui naissent, ou à une époque rapprochée de la naissance ; et l'on peut assister peu à peu au déploiement des poumons en bas et en avant.

Nous verrons successivement dans chaque poumon le bord antérieur et le bord inférieur.

A. — Poumon droit

a) Bord antérieur. — Oblique chez le fœtus, il tend à devenir de plus en plus vertical. Nous avons vu les dispositions suivantes : il était vertical chez un mort-né, éloigné de 12 millimètres de la ligne moyenne du sternum et descendait jusqu'à la sixième côte.

Sur un sujet de sept jours, il tend à gagner la ligne médiane, surtout à sa partie moyenne et à son extrémité inférieure, très voisine de l'appendice xyphoïde.
Sur un sujet de un mois, sa moitié inférieure est exactement sur la ligne médiane ; il a encore à cette époque une obliquité en bas et en-dedans, qui va de la première articulation chondro-sternale au quatrième espace intercostal.

Sur un sujet de quarante jours, la direction oblique est moindre encore, sauf vers la partie supérieure et tout le bord antérieur est parallèle à la ligne médiane, dont il est à peine éloigné de cinq millimètres.

A l'âge de trois mois, tout le bord antérieur est très *légèrement* à gauche de la ligne médiane du sternum, à partir de la seconde articulation chondro-costale gauche. On observe alors à partir de cette date, des dispositions toujours identiques, et à peine modifiées par de légères différences individuelles, qui tiennent surtout à ce qu'on est à même d'observer sur des cadavres où le poumon déjà en expiration, s'est encore rétracté un peu.

b) Bord inférieur. — Il prend naissance au niveau du sixième cartilage costal, exceptionnellement au niveau du cinquième et suit à peu près exactement le trajet de la sixième côte, parallèlement ou un peu obliquement, laissant au-dessous de lui la partie latérale droite du diaphragme qui descend jusqu'à la face interne de la neuvième côte, limite inférieure du cul-de-sac diaphragmatique inférieur.

B. — Poumon gauche.

a) *Bord antérieur*. — Légèrement convexe en avant, d'abord vertical jusqu'à la quatrième côte chez le fœtus, assez éloigné de la partie médiane du sternum ; son lobe supérieur envoie toujours sur le péricarde une languette pulmonaire qui avance jusqu'à un centimètre de l'appendice xyphoïde.

Le bord antérieur a tendance à se développer par sa moitié supérieure et de façon à cacher de plus en plus le thymus. C'est ainsi que nous l'avons trouvé au niveau du bord gauche du sternum (deux premiers espaces intercostaux) à quarante jours, et exactement sur la ligne médiane, jusqu'à la quatrième côte, presque contigü au poumon droit à trois mois. A partir de cette époque, il garde cette disposition qui peut être figurée par une ligne courbe concave en dehors. qui va de la première côte au niveau de l'articulation sterno-claviculaire jusqu'au voisinage de la quatrième articulation chondro-costale gauche.

Le lit du cœur est toujours considérable ; on trouve à son niveau une encoche triangulaire dont la base est figurée par le sternum, dont le sommet répond au quatrième espace gauche, près des côtes, ou à la quatrième

articulation chondro-costale gauche, dont le bord inférieur est représenté par la languette pulmonaire que
nous avons signalée au-devant du péricarde, dont le
bord externe est constitué par le tiers inférieur du bord
antérieur.

b) Bord inférieur. — Toujours plus oblique en bas et
en dehors que le bord droit correspondant, il commence d'autant plus près de l'appendice xyphoïde qu'on
a affaire à des sujets plus âgés, coupe en biais le cinquième espace, puis la sixième côte, et suit à peu près
exactement le sixième espace intercostal ou le bord
supérieur de la septième côte gauche.

c) La scissure interlobaire gauche commence chez le
fœtus, au milieu du troisième espace, plus rarement au
niveau du quatrième cartilage, tout près de l'articulation chondra-costale. Chez l'enfant qui a respiré, nous
l'avons toujours vu commencer sur le bord inférieur de
la quatrième côte gauche ou dans le quatrième espace
intercostal, à une distance variant entre 20 et 30 milli-
mêtres de la ligne médiane du sternum.

2° THYMUS. — La portion du thymus qu'à l'ouverture
de la poitrine on aperçoit avant toute dissection, est
une surface quadrilatère ; le bord supérieur se prolonge
en partie dans le cou ; le bord inférieur, toujours
oblique de haut en bas et de droite à gauche, correspond au péricarde ; les bords latéraux sont représentés
par le bord antérieur des deux poumons. L'on conçoit
que cette partie soit d'autant plus visible que les lames
pulmonaires sont moins développées ; nous n'y insisterons pas ; il suffit de se reporter à l'article précédent,

Les lames pulmonaires, une fois réclinées à droite et à gauche, on constate que le thymus occupe plus de la moitié supérieure du médiastin chez le fœtus et cache absolument les vaisseaux de la base et ceux qui naissent de la crosse de l'aorte. Nous avons spécialement examiné la portion thoracique du thymus dans seize cas et nous rapportons brièvement les observations que nous avons faites. Le lecteur concluera lui-même et appréciera, en ce qui concerne son développement et son atrophie, combien sont grandes les variations individuelles et combien il est hasardé de vouloir en tirer des données générales.

OBSERVATION I. — Fœtus, 7 mois 1/2. Le thymus très volumineux recouvre plus de la moitié supérieure du péricarde et s'avance jusqu'à un centimètre de l'appendice typhoïde.

OBSERVATION II. — Fœtus de 8 mois. Lobe gauche très développé allant jusqu'à la scissure interlobaire, très adhérent au péricarde.

OBSERVATION III. — Mort-né. Lobes presque égaux recouvrant le péricarde jusqu'à la portion qui correspond aux oreillettes et à la partie supérieure des ventricules.

OBSERVATION IV. — Fœtus à terme, mort-né. Lobe gauche très développé en dehors (il est distant de 15 millim. du bord gauche du sternum) et en bas. Sur la ligne médiane il descend au niveau de la troisième côte, à gauche il va jusqu'en un point correspondant au bord inférieur du quatrième cartilage costal.

Dimensions. — Longueur prise à gauche : 40 millim. Longueur à la partie moyenne : 28 millim. Largeur maxima : 3o millim.

OBSERVATION V. — Enfant de 4 jours. Thymus très volumineux, comme enroulé sur la face interne du poumon gauche, allant jusqu'au hile, en rapport avec la crosse de l'aorte et le canal artériel.

OBSERVATION VI. — Enfant de 7 jours. Thymus débordant le sternum en haut, à droite et à gauche. Lobe gauche plus développé.

Dimensions. — Longueur prise suivant l'axe du lobe gauche : 42 mill. Longueur à la partie moyenne : 3o millim. Largeur maxima : 28 millim.

Observation VII. — Enfant de 11 jours. Le thymus à droite est exactement au niveau du bord sternal droit, mais est distant à gauche de 20 millim. de la partie moyenne du sternum. Lobe droit petit. Lobe gauche très développé. Portion cervicale insignifiante.

Dimensions. — Longueur suivant la direction du lobe gauche : 32 mill. Longueur de la partie moyenne : 17 millim. Largeur maxima : 23 millim.

Observation VIII. — Enfant de 1 mois. Développement du thymus surtout en largeur. Lobes égaux ne descendant que jusqu'au milieu du deuxième espace intenostal. Portion cervicale peu considérable.

Dimensions. — Longueur moyenne : 35 millim. Largeur maxima : 38 millim.

Observation IX. — Enfant de 40 jours. Thymus presque absolument atrophié, dépassant à peine la ligne médiane à gauche et le bord du sternum à droite, laissant bien voir la bifurcation de la veine cave supérieure. Le bord supérieur est au-dessous de la fourchette sternale.

Dimensions. — Longueur moyenne : 30 millim. Largeur maxima : 17 millim.

Observation X. — Enfant de 2 mois. Thymus volumineux envoyant un fort prolongement dans le cou, à gauche.

Dimensions. — Longueur maxima (gauche : 46 millim. Longueur moyenne : 38 millim. Largeur maxima : 35 millim.

Le bord inférieur est au niveau de la naissance de l'aorte et de la pulmonaire.

Observation XI. — Enfant de 3 mois. Thymus très atrophié latéralement, envoyant un mince prolongement jusqu'à la troisième côte et en haut une légère languette thoracique.

Dimensions. — Longueur maxima : 40 millim. Largeur maxima : 17 millim. Largeur minima : 4 millim.

Observation XII. — Enfant de 4 mois 1/2. Vestiges du thymus au-devant de la veine cave supérieure et allant jusqu'au bord supérieur de la crosse de l'aorte.

Observation XIII. — Enfant de 7 mois. Le thymus, uniformément étalé, descend jusqu'au niveau de la troisième côte.

Observation XIV. — Enfant de 6 mois. Le lobe gauche est atrophié en bas. Le lobe droit dépasse à peine le bord droit du sternum et va jusqu'au troisième espace. En haut il se dévie vers la gauche et vient se placer derrière l'articulation sterno-claviculaire gauche.

Dimensions. — Longueur maxima : 5o millim, Largeur maxima : 13 millim. Largeur minima : 5 millim.

Observation XV. — Enfant de 10 mois. Le thymus est encore très volumineux et va jusqu'aux oreillettes.

Observation XVI. — Enfant de 20 mois. Thymus très développé ; lobes égaux étaéls surtout en largeur, descendant jusqu'au niveau du troisième espace ; prolongement cervical appréciable à gauche.

Dimensions. — Longueur maxima : 55 millim. (à gauche). Longueur moyenne : 32 millim. Largeur maxima : 37 millim.

N'y aurait-il pas quelque témérité à vouloir conclure d'après des indications aussi différentes et peut-on réellement croire avec M. Testut, que le thymus « après la naissance progresse encore jusqu'à la deuxième ou troisième année? »

3° Péricarde. — A première vue, on ne distingue de la face antérieure du péricarde qu'une surface quadrilatère, plus rarement triangulaire, circonscrite en bas par le diaphragme, en haut par le thymus, latéralement par les poumons. Nous devons d'abord considérer cette surface parce qu'elle correspond à *la zône de matité absolue* du cœur.

a) Partie découverte. — On peut admettre que dès que la respiration s'est établie et que le cœur a acquis un volume correspondant à sa fonction définitive, le bord inférieur du péricarde a un rapport constant relativement à l'appendice xyphoïde et au diaphragme ; chez l'enfant, il est distant en moyenne de 5 à 10 mill. de l'appendice xyphoïde. On trouve toujours le bord

inférieur dirigé de haut en bas et de droite de gauche ;
cette inclinaison est déterminée par la présence du foie
qui soulève le diaphragme.

Chez les fœtus examinés spécialement au point de
vue qui nous occupe, nous avons trouvé le bord inférieur obliquement dirigé du quatrième espace (à un
centimètre du milieu du sternum) au cinquième cartilage costal. Sur les sujets plus âgés, on trouve que la
zône de matité complète a d'abord tendance à s'abaisser :
le bord inférieur va alors du cinquième cartilage droit
au sixième cartilage gauche. En second lieu, cette zône
se reporte vers la gauche, mais sans s'étendre.

En prenant toujours comme repère le sternum —
ligne médiane — :

1° On a à droite une distance de moins en moins
grande 8 millimètres (7 jours), 5 millimètres (11 jours),
2 millimètres à quarante jours, exactement la partie
moyenne à un mois et à trois mois. Ce rapport reste
alors à peu près constant.

2° A gauche, au contraire, la distance augmente ; elle
est, on le conçoit, toujours en rapport avec le bord antérieur du lobe inférieur gauche : 5 millimètres à la naissance, 12 millimètres à sept jours, 15 millimètres à onze
jours, 20 millimètres (on voit le bord gauche du péricarde) à 39 jours, 27 millimètres à quarante jours. Cette
constatation, qui peut sembler en contradiction avec ce
que nous avons dit à propos du poumon, s'explique
très bien si l'on veut se donner la peine de s'expliquer
l'antagonisme apparent entre le poumon et le cœur qui
creuse son lit, et si l'on admet l'accommodation des deux
organes à leurs fonctions définitives.

b) Partie du péricarde cachée par les poumons. — La distance qui sépare du sternum les bords droit et gauche du péricarde ne nous a pas semblé en rapport direct avec l'âge des sujets examinés.

Le bord droit est toujours situé sur une ligne de projection toujours située en dehors du bord droit du sternum, oblique en haut et en dedans, il est presque rectiligne; il commence au niveau du cinquième cartilage ou du quatrième espace intercostal droit, et dans son trajet, présente une légère bosselure latérale, causée par la présence de l'oreillette droite, et dont le point le plus externe répond à la troisième ou à la quatrième côte droite.

De la paroi moyenne du sternum, on trouve les distances suivantes: 13 et 18 m. (mort-né), 12 m. (7 jours), 8 m. (11 jours), 20 et 15 m. (1 mois), 18 et 13 m. (40 jours), 15 m. (3 mois), 20 m. (6 mois), 25 m. (20 mois).

Le bord gauche est oblique de gauche à droite, de haut en bas et de dehors en dedans. Il commence par une ligne recourbée et se continue par une ligne un peu saillante en dehors qui coupe en biais les côtes 5, 4, 3 et 2, et s'incline en dedans au point où le péricarde pariétal se réfléchit sur les vaisseaux. Le point d'origine inférieur est situé au niveau des cartilages 5 et 6 ou du cinquième espace à des distances du sternum (partie médiane) variant entre 23, 25, 27 et 30 millimètres.

Les limites supérieures du péricarde relativement à la paroi thoracique sont difficiles à bien apprécier. On peut admettre que la courbe à concavité inférieure qu'il décrit au niveau des vaisseaux correspond à la poignée du sternum, aux secondes côtes et à la partie inférieure du premier espace (à peu près également à droite et à gauche).

4° TRONCS BRACHIO-CÉPHALIQUES VEINEUX DROIT ET GAUCHE. — Nous verrons la situation de la veine cave supérieure avec le plan profond. — Sa bifurcation s'effectue ordinairement au niveau de la partie droite de la poignée du sternum, qui correspond à l'articulation sterno-claviculaire droite, et se rapproche un peu de la ligne médiane à mesure qu'on examine des sujets plus âgés.

Le tronc veineux brachio-céphalique gauche, situé à la partie tout à fait supérieure du thorax suit un trajet à peu près horizontal et parallèle au bord supérieur du mambrium. Recouvert à sa naissance par le thymus, il empiète un peu sur la région médiane antero-inférieure du cou et aboutit immédiatement au-dessus du premier cartilage gauche, à l'endroit où s'abouche la jugulaire interne gauche. Il passe au-devant du tronc brachio-céphalique artériel, de la carotide et de la sous-clavière gauches.

Le tronc innominé veineux droit est presque vertical et croise en arrière le premier cartilage droit et l'articulation sterno-claviculaire où sa bifurcation rapidement effectuée, résulte de l'arrivée de la jugulaire interne et de la sous-clavière droites. Dans la plus grande partie de son trajet, il est extra-thoracique.

II. — Plan Profond

Lorsqu'on a écarté les lames pulmonaires et par la dissection enlevé le thymus et ouvert le péricarde, on arrive sur le cœur et ses vaisseaux.

Nous verrons successivement la topographie des organes profonds dans l'ordre suivant.

1° Le cœur. — Emplacement de la pointe, des bords inférieur et gauche, des oreillettes et auricules droites et gauches.

2° L'artère aorte — bord supérieur, bord inférieur et branches.

3° L'artère pulmonaire et ses branches.

4° Le canal artériel.

5° La veine cave supérieure.

6° La bronche gauche et le hile du poumon gauche.

1° LE CŒUR. -- *La pointe* nous a semblé située un peu plus bas chez l'enfant que chez l'adulte, jamais au niveau du quatrième espace, mais derrière la cinquième côte, au commencement du cinquième espace près des cartilages, ou même derrière la sixième côte. De la partie moyenne du sternum, nous avons les mensurations suivantes : de 20 à 28 millimètres chez les fœtus à terme 27 mill. (sept jours), 25 mill. (onze jours), 22 mill. (trente jours), 32 mill. (quarante jours), 29 mill. (deux mois), 28 mill. (trois mois), 20 mill. (six mois) 28 mill. (vingt mois). La situation de la pointe est donc très variable avec les sujets.

Le bord inférieur n'a pas toujours la même longueur que le bord inférieur du péricarde. Le plus souvent, il ne va que jusqu'à la partie moyenne du sternum ou un peu à sa droite (là ou on observe un léger ressaut pour la naissance de l'oreillette droite) ; dans la plupart des cas, il empiète à peine sur la partie inférieure droite du sternum.

Le bord gauche est à peu près parallèle à la direction du bord gauche du sternum : il est compris entre la cinquième côte ou le cinquième espace en bas et le deuxième espace ou le bord supérieur de la deuxième côte en haut.

Sillon interventriculaire. — Nous lui avons trouvé une situation à peu près constante. Toujours placé, en projection, en dehors du bord gauche du sternum, il commence le plus ordinairement derrière le deuxième espace ou le troisième cartilage, exceptionnellement derrière le deuxième cartilage. — Son trajet sinueux suit une ligne un peu oblique en dehors et en bas, parallèle au bord gauche dont il est séparé à son origine par une distance qui varie entre 6 et 10 millimètres, ou formant avec le bord gauche un angle très aigü à sommet correspondant au voisinage de la pointe du cœur.

Il se rapproche un peu de la ligne médiane, à mesure que le cœur gauche devient prépondérant, c'est-à-dire à une époque qui correspond à l'oblitération du canal artériel.

Oreillettes et auricules. — On ne voit jamais qu'une légère partie de l'*auricule gauche;* elle correspond à un endroit, situé à gauche du sternum, derrière le deuxième cartilage ou le deuxième espace intercostal. Sa situation exacte sera fixée par l'étude topographique de la pulmonaire.

Oreillettes et auricules droites. — Elles sont toujours très largement visibles en avant ; l'auricule droite envoie une languette musculaire qui passe au-devant de l'ori-

gine de l'aorte et même va souvent jusque sur la pulmonaire. L'oreillette droite forme un quadrilatère qui correspond aux deuxième, troisième et quatrième espaces intercostaux droits ; le bord interne — sillon auriculo-ven-
triculaire — dans sa moitié supérieure, suit à peu près le
bord droit du sternum, elle s'en écarte dans sa moitié
inférieure. Nous avons trouvé le bord droit éloigné de
la ligne médiane d'une distance variable — (12 à 15 m).
Le bord supérieur, un peu oblique en dehors et en bas,
répond au deuxième cartilage et au deuxième espace
droit. L'orifice d'abouchement *de la veine cave supérieure*
lui est légèrement inférieur et postérieur. Dans tous les
cas, sur l'aire de projection, la zone ventriculaire est
plus étendue chez l'enfant que la zone auriculaire. Les
mensurations donnent un rapport qui est comme 4 à 3
et même 3 à 2 chez les nouveau-nés.

Orifices. — *L'orifice pulmonaire* est toujours moins
immédiatement antérieur, par rapport à l'aorte, chez
l'enfant que chez l'adulte. Il se projette sur une ligne à
peu près horizontale ou très légèrement déviée en *bas
et en dedans* (Luschka, chez l'adulte, dit : une ligne
oblique en bas et à gauche, c'est-à-dire en dehors).

Chez le fœtus à terme, il nous a semblé plus haut
situé que chez les enfants plus âgés. Toujours derrière
le sternum et empiétant à peine sur son bord gauche,
nous l'avons trouvé placé au niveau de la deuxième
articulation chondro-sternale (mort-nés 7 jours, 11
jours) vis-à-vis du deuxième espace (1 mois) et le plus
souvent exactement au niveau d'une ligne prolongeant
en avant le bord supérieur de la troisième côte (2 mois
3 mois, 6 mois, 20 mois).

7

L'orifice aortique suit les mêmes variations ; il est simplement situé un peu plus bas, en arrière et à droite en un point correspondant, sur une faible étendue à la ligne médiane et surtout à la moitié droite du sternum. Il n'est jamais horizontal, mais un peu oblique de haut en bas et de dedans en dehors.

Ventricules. — Il est facile d'apprécier la topographie respective des ventricules droit et gauche, d'après la connaissance des bords du cœur, du sillon interventriculaire, des orifices et des surfaces auriculaires.

2° L'ARTÈRE AORTE. — Nous venons de voir la situation de son orifice. On peut affirmer que chez l'enfant, l'aorte est toujours située sur un plan plus antérieur que chez l'adulte ; nous croyons que cette disposition tient à la structure du thorax dont les côtes supérieures sont surtout étendues en largeur, et dont le diamètre transversal est toujours supérieur au diamètre vertical, ce qui permet une accommodation plus complète des organes et en particulier des vaisseaux de la base du cœur.

La portion ascendante est toujours peu considérable ; dans son ensemble, la direction de l'aorte est indiquée par le bord supérieur qui décrit une seule courbe convexe à droite et en haut, de rayon assez court. On a ainsi une distance assez peu considérable entre la naissance de l'aorte et l'origine du tronc brachio-céphalique, qui commence à environ un centimètre au-dessous de la fourchette du sternum.

Par rapport à la paroi thoracique antérieure, on ne doit considérer à l'aorte que sa portion comprise entre son orifice ventriculaire d'une part, et la face interne du poumon gauche d'autre part. On a ainsi une surface limitée par deux lignes courbes; le bord concave est situé un peu à gauche de la ligne médiane; d'une façon générale, il s'arrête au niveau du bord gauche du sternum, vis-à-vis de la deuxième côte gauche. Ce bord convexe décrit une seule courbe plus considérable, qui passe derrière la poignée du sternum et arrive un peu en dehors de son bord gauche, au niveau du premier espace intercostal (partie moyenne) et non loin de la projection terminale du bord concave.

Branches. — *Le tronc brachio-céphalique* prend naissance au point culminant de l'aorte ; et se dirige obliquement et de telle façon que son bord interne quitte peu à peu la ligne médiane de projection où il commence (en formant avec le bord interne de la carotide gauche un angle très aigü) et vient aboutir un peu en dedans de l'articulation sterno-claviculaire droite et de la bifurcation de la veine cave supérieure. Il se divise à peu près au même niveau qu'elle. Son bord externe est contigü au bord interne de la veine cave supérieure, mais suivant un plan un peu postérieur.

La carotide gauche et la *sous-clavière gauche* naissent de la crosse de l'aorte sur le même plan vertical de projection, an point où la crosse gagnant le plan profond au-dessus de la bronche gauche, s'enfonce pour devenir postérieure à celle-ci. Ce plan est situé immédiatement à gauche de la ligne médiane du sternum; la carotide est superficielle, la sous-clavière est profonde et c'est seulement à cinq ou six millimétres au-dessus de l'aorte que sa direction change, devient oblique et quitte la direction quasi verticale de la carotide pour gagner le bord supérieur de la première côte gauche.

Le nerf pneumogastrique qui s'engage entre ces deux vaisseaux (partie antérieure) indique la direction de l'aorte descendante.

3° L'ARTÈRE PULMONAIRE. — Située sur un plan plus antérieur que l'aorte, dont elle cache l'origine, elle a comme l'aorte, tendance à gagner le plan profond; de sorte qu'elle décrit une courbe à concavité postérieure; ainsi disposée, elle n'est en rapport qu'avec une faible surface de la paroi thoracique, à peine la largeur d'un espace intercostal. On la trouve entre la partie médiane et le bord gauche du sternum, à peu près au niveau de la deuxième articulation chondro-sternale et empiétant un peu sur le premier et le second espace intestinal gauche.

Sa branche gauche répond au deuxième cartilage gauche; sa branche droite, est située profondément; et toujours un peu plus bas; elle répond à la moitié postérieure droite du sternum et à la moitié supérieure du deuxième espace intercostal droit.

4° LE CANAL ARTÉRIEL. — La direction du canal artériel, verticale en projection, pourrait faire croire qu'on doit le rencontrer en un point toujours le même et tellement précis qu'il suffirait d'enfoncer perpendiculairement une aiguille en un point bien déterminé de la paroi, pour le traverser sûrement. Il n'en est rien cependant, et le canal artériel obéit aux variations individuelles comme les autres organes, et suit toutes les

variations qui leur sont imprimées par des conditions
différentes qui, chez le fœtus ou chez l'enfant, intervien-
nent dans les phénomènes de la respiration et de la circulation.

FIGURE 2. — LE CŒUR ET LES VAISSEAUX DE LA
BASE VUS EN PROJECTION.

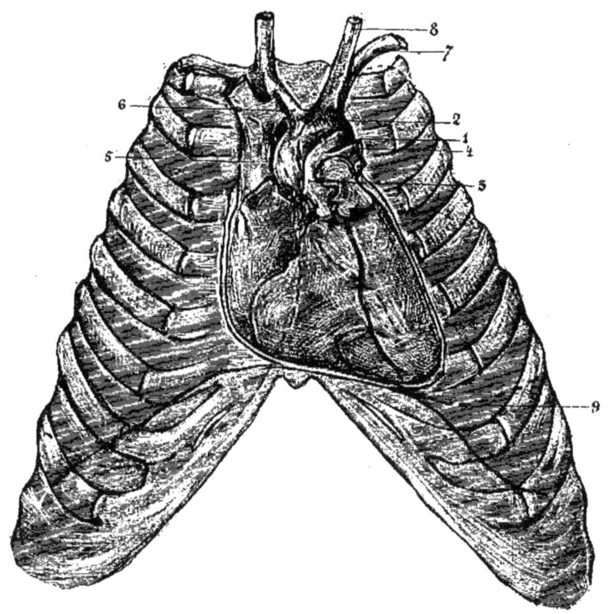

1. Canal artériel. — 2. Crosse de l'aorte. — 3. Art. pulmonaire. —
4. La branche gauche. — 5. V. Cave supérieure. — 6. Tronc brachio-
céphalique. — 7. Sous-clavière gauche. — 8. Carotide primitive
gauche.

La situation du canal artériel dépend donc du volume

de la pulmonaire et de l'aorte ; de plus, son volume nous le verrons plus tard — est très variable selon sa replétion ou son état d'oblitération.

Dirigé un peu obliquement et d'avant en arrière, du plan moyen (pulmonaire et ses branches, crosse de l'aorte) au plan profond (représenté par le hile du poumon gauche, l'aorte thoracique et l'œsophage) il dépasse plus ou moins à gauche la ligne de direction de l'aorte thoracique. On peut d'une manière générale, le considérer en projection comme une petite surface ovale, située plus ou moins haut selon qu'on s'adresse à des sujets plus ou moins jeunes.

Chez le fœtus, il répond, à son origine, à la moitié gauche du sternum, à peu près au niveau de la deuxième côte ; à sa terminaison à la partie inférieure du premier espace intercostal. Chez l'enfant, il a une légère tendance à être reporté en dehors.

Pour fixer un peu les idées, nous allons mentionner les différents points où on peut le trouver :

a) Mort-nés : premier espace intercostal, dans l'angle inférieur interne formé par la rencontre du bord gauche du sternum et du deuxième cartilage costal gauche.

b) 7 jours : partie gauche du sternum vis-à-vis la deuxième côte.

c) 11 jours : moitié supérieure du premier espace intercostal vers le bord inférieur du premier cartilage.

d) 1 mois : premier espace intercostal, partie moyenne contre le bord gauche du sternum.

e) 40 jours, 3 mois, 20 mois : derrière la seconde articulation chondro sternale gauche.

f) 6 mois, 7 mois : milieu du deuxième espace intercostal contre le bord gauche du sternum.

Sur un enfant mort à deux mois, nous lui avons trouvé une disposition très particulière ; d'une longueur — 18 millim. — et d'un diamètre énormes — 9 millim.- le ligament artériel formait une saillie du volume d'une amande, qui occupait topographiquement : la moitié inférieure interne du premier espace, le second cartilage (contre le sternum) la moitié supérieure du deuxième espace intercostal. Il débordait l'aorte thoracique de près de un centimètre en dehors.

Le canal artériel répond en arrière à la sixième côte (contre son articulation vertébrale) ou bien au commencement du sixième espace intercostal.

5° LA VEINE CAVE SUPÉRIEURE. — Elle suit une direction à peu près parallèle au bord droit du sternum ; son bord interne correspond au bord droit du sternum ; son bord externe au péricarde, puis à la plèvre gauche. — De dimensions variables (18 à 25 millimètres de largeur environ) elle s'étend du deuxième espace intercostal droit, ou bien de la seconde côte au voisinage de l'articulation sterno-claviculaire, où s'effectue sa bifurcation.

6° LE HILE DU POUMON GAUCHE. — *La bronche gauche* chez le Fœtus et l'enfant, a une obliquité beaucoup moindre que chez l'adulte ; elle est dirigée presque horizontalement, à peine inclinée en dehors et en bas. A sa naissance elle nait (face postérieure de l'aorte) à la face postérieure du sternum vis-à-vis de la deuxième côte, et sa direction coupe un peu en biais le deuxième cartilage de façon à arriver dans le second espace.

Nous avons vu l'artère pulmonaire gauche.

La veine pulmonaire gauche supérieure correspond à peu près à la situation de la bronche, relativement au second intercostal. On trouve le plus souvent la *veine pulmonaire gauche inférieure* à la partie inférieure du second espace ou au niveau de la troisième côte.

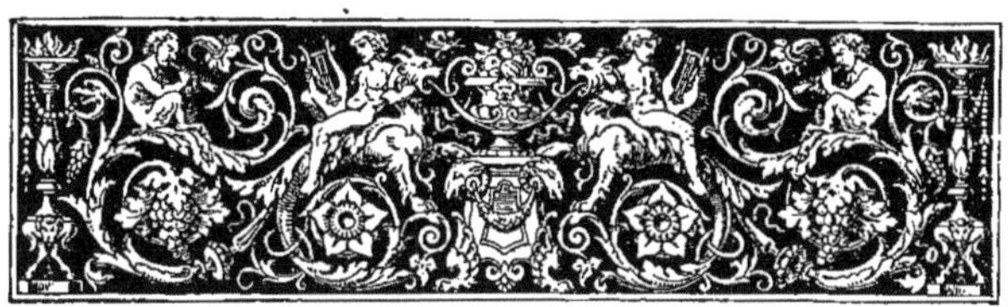

CHAPITRE III

Le Canal artériel

Chez le fœtus, le canal artériel a une importance considérable ; à cette époque, son volume, en rapport avec les fonctions circulatoires qu'il remplit le place au même rang que les gros vaisseaux de la base du cœur ; et de ce fait il contracte des rapports qu'il perd plus tard, à mesure que la circulation pulmonaire s'établit et que l'aorte et la pulmonaire prennent leur place définitive et de tout premier ordre.

Situé dans le médiastin postérieur, il réunit l'artére pulmonaire à la naissance de l'aorte thoracique. Caché par le thymus et la lame pulmonaire gauche antérieure, toujours extra-péricardique, immédiatement en rapport avec les divers éléments du hile du poumon gauche, il est perdu au milieu d'une gangue cellulo-graisseuse, délicate chez le fœtus, compacte chez l'adulte; on ne peut le bien découvrir que par une dissection assez minutieuse.

Origine. — L'artère pulmonaire, pendant la vie intra-utérine, « doit être considérée comme un vaisseau divise en trois branches, canal artériel et deux artères pulmonaires. » (Alvaranga)

« L'origine de ce canal, dit Senac (p. 169) a partagé les anatomistes. Suivant Saltzmann, il sort de la racine de l'artère pulmonaire avant qu'elle se divise pour se rendre au poumon.... D'autres anatomistes ont assuré que le canal artériel vient de la bifurcation même de l'artère pulmonaire : mais on assure que ce vaisseau vient de la branche gauche de l'artère pulmonaire. M. Heister a adopté cette observation. Il est certain que dans les adultes. ce canal ne sort pas du tronc de l'artère pulmonaire ; il est une division de la branche gauche. » Le fait est exact.

« Mais, ajoute Glassius, des récherches m'ont prouvé que le canal artériel ne vient ni de l'artère pulmonaire gauche, ni du milieu de la veine artérielle. Il part précisément du tronc de cette artère dans l'endroit où il se divise. A sa naissance, il est plus proche de la branche gauche que de la branche droite ; c'est ce que cet écrivain a vu plusieurs fois, mais surtout dans un cœur prépare par Cassebomius, c'est à dire comme le remarque Glassius, que le canal artériel est une troisième branche posée entre les deux branches de l'artère pulmonaire. »

Toutes ces discussions nous semblent un peu vaines ; et la plupart des auteurs se trouvent avoir raison si l'on veut adopter une opinion intermédiaire.

FIGURE 3.

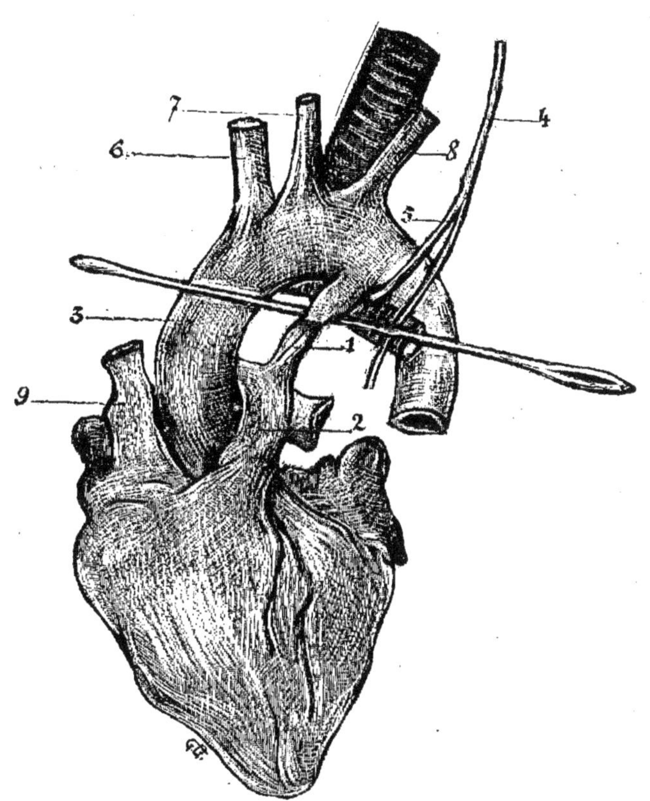

1. Canal artériel. — 2. Artère pulmonaire. — 3. Aorte. — 4. N. vague. — 5. N. récurrent.— 6. Tr brachiocéphalique. — 7. Carotide primitive gauche. — 8. Sous-clavière gauche. — 9. V. cave inférieure.

D'après le résultat de nos dissections, nous pouvons dire que le point d'origine est variable ; quelquefois on le trouve au niveau même de la bifurcation de la pulmonaire ; et le canal artériel semble donner naissance à l'artère pulmonaire gauche (l'artère pulmonaire droite est toujours située, nous l'avons vu, sur un plan un peu plus inférieur et postérieur) d'autres fois, il nait au-dessus et un peu à gauche (à 1 ou 2 millimètres) de la bifurcation ; mais le plus souvent, *il sort de la branche pulmonaire gauche elle-même,* dont il peut se différencier par une coloration plus pâle et par la consistance moins dense de ses parois ; exceptionnellement, on le voit commencer sur la face postérieure de la pulmonaire, un peu à gauche de la bifurcation et caché en partie par le bord supérieur des deux branches de bifurcation pulmonaire : ou bien encore sur la face antérieure et au-devant de la bifurcation.

Direction. — « Ce canal, écrit Bernard en 1733, est parallèle dans tout son cours au canal de l'aorte ; il se courbe de même, à son insertion il forme un angle très aigü avec elle ; presque dans toute son étendue, il la touche. »

Nicolaï fixe son insertion sous la courbure de l'aorte ; en général, les descriptions des auteurs sont contradictoires ou peu précises. Saltzmann la fixe à l'aorte thoracique, non loin de la naissance de la sous-clavière. D'après Haller, le canal artériel marche directement vers l'aorte chez le fœtus, et se relève de plus en plus à mesure qu'on a affaire à des sujets plus âgés.

L'artère pulmonaire est immédiatement en rapport

par son bord gauche avec le bord supérieur de l'auricule gauche; elle cache ainsi sa branche gauche de bifurcation; or, le canal artériel continue la direction générale du sillon interventriculaire antérieur et de l'artère pulmonaire, de sorte qu'il est si près de l'auricule gauche qu'il semble en sortir.

Il se dirige de là horizontalement, c'est-à-dire d'avant en arrière et un peu de droite à gauche, de façon à s'éloigner de la ligne médiane. A mesure que le fœtus se développe, cette direction se modifie un peu; le canal artériel devient alors un peu oblique de haut en bas, d'avant en arrière et de droite à gauche. Cette description concerne la généralité des cas; le canal artériel peut, en effet, soit décrire un arc postéro-externe, de grand rayon et à concavité inférieure gauche, soit monter directement un peu de gauche à droite et donner un arc à concavité postérieure, soit décrire une sorte d'S italique, en allant d'abord en haut, puis à gauche et en arrière; cette forme particulière est donnée soit par le développement anormal des vaisseaux de la base, soit par l'injection générale des artères du sujet observé. Dans un seul cas (obs. 22, anomalie d'émergence des vaisseaux de la crosse, naissance du tronc brachio-céphalique, de la carotide et de la sous-claavière gauche très près des valvules sigmoïdes), le canal artériel se dirigeait de bas en haut et de gauche à droite, aboutissait à la face inférieure de la crosse de l'aorte et formait un angle presque droit avec la direction générale de l'artère pulmonaire gauche.

Le canal artériel aboutit généralement à la terminaison de la crosse de l'aorte, au niveau du bord supérieur ou de la partie moyenne de la branche gauche, au-dessus des premières intercostales aortiques, à une distance variable et un peu à gauche de la naissance de la sous-clavière gauche.

Après un trajet variable, il gagne ainsi la profondeur pour venir se placer sur la paroi antérieure de l'aorte thoracique (à son origine) et sur la partie gauche des corps vertébraux.

Rapports. — Le plastron sterno-costal étant enlevé, on trouve dans le médiastin antérieur une partie du péricarde et du thymus (ou de ses vestiges) en avant, les lames pulmonaires antérieures sur les côtés.

Le péricarde étant ouvert, on trouve à la base du cœur, sur le plan antérieur et de gauche à droite, l'auricule gauche, le sillon interventriculaire antérieur, l'artère pulmonaire, l'aorte, l'auricule droite. L'aorte est déjà plus postérieure que la pulmonaire et se dirige profondément à mesure qu'elle s'avance, de façon à se mettre sur le même plan profond que le canal artériel la branche gauche, l'artère et les veines pulmonaires gauches.

Le cadavre étant supposé debout, le dos tourné vers l'observateur, on peut considérer au canal artériel une paroi antérieure, une paroi postérieure, un bord droit ou supérieur, un bord gauche ou inférieur et deux extrémités.

Les rapports sont les suivants :

La face antérieure, externe, est recouverte par du

tissu conjonctif au milieu duquel on trouve : des filets cardiaques venus du pneumogastrique gauche, et un ou plusieurs ganglions qui la séparent de la plèvre gauche et du péricarde.

La face postérieure, interne, tournée vers l'aorte thoracique et la partie antéro-externe de la colonne vertébrale, est immédiatement appliquée sur la face antérieure de la bronche gauche dont elle suit en partie la courbure, et dont elle peut être séparée par des ganglions (groupe prétrachéo-bronchique gauche de Baréty). La bronche gauche croise le canal artériel presque perpendiculairement. La face postérieure répond encore de bas en haut : au bord supérieur de la branche pulmonaire gauche, à des filets bronchiques antérieurs et à des filets pulmonaires venus du pneumogastrique, à des filets cardiaques venus du récurrent au récurrent lui-même qui passe au-dessous du canal artériel et croise la face postérieure avant de passer derrière la portion horizontale gauche de l'aorte, enfin tout en haut à la face antérieure et au bord interne de l'aorte descendante.

Le bord droit supérieur est appliqué, assez intimement chez le fœtus contre le bord concave de la crosse ; à mesure que l'on a affaire à des sujets plus âgés, ce rapport devient moins intime ; et l'on observe entre le canal artériel et l'aorte un espace plus ou moins étroit comblé par du tissu cellulaire ou des ganglions, et au fond duquel la dissection laisse apercevoir la bifurcation de la trachée, la bronche gauche à sa naissance, et le nerf récurrent qui traverse cet espace en biais, quelquefois même le bord supérieur de l'artère pulmonaire droite.

Le bord gauche, inférieur, répond en bas, au hile du poumon gauche dont il est séparé par la plèvre, en haut à la division de la bronche gauche ; il est accolé contre la branche pulmonaire gauche dont il cache les 3/4 supérieurs en bas, la moitié supérieure en haut.

L'extrémité supérieure s'abouche avec l'aorte, un peu au-dessous du point où elle devient thoracique. Elle correspond en arrière à l'articulation de la sixième côte ou au sixième espace intercostal. Elle forme le sommet d'un angle dont les côtés sont le bord gauche du canal artériel et l'aorte descendante.

C'est dans cet angle, à ouverture inférieure, que passe le nerf récurrent. Il nous faut y insister particulièrement ; le récurrent se détache du pneumogastrique au-devant de la sous-clavière gauche ; il se dirige en bas et en avant et après un court trajet — un centimètre environ — se recourbe en arrière en embrassant non pas la crosse de l'aorte, mais bien le canal artériel, le plus souvent tout près de son extrémité supérieure. On doit peut-être lui attribuer un certain rôle au point de vue de la courbure légère du canal artériel.

Nous avons étudié plus haut l'extrémité inférieure. Exceptionnellement le péricarde viscéral empiète sur une étendue peu considérable (1 ou 2 m). En thèse générale, le canal artériel est extra-péricardique : on peut facilement le constater par la dissection (la cavité du péricarde ayant préalablement été comblée par une injection coagulable) ou mieux encre par des mensurations comparatives. Pour ce point, nous renvoyons aux tableaux placés à la fin de ce chapitre.

En résumé, le canal artériel forme un angle très aigü avec la branche pulmonaire gauche qu'il recouvre en grande partie. Abstraction faite de l'aorte thoracique, on peut le considérer comme formant la branche médiane d'un N majuscule dont les montants sont : à gauche, l'artère pulmonaire gauche ; à droite, le bord interne concave de l'aorte.

Aspect extérieur. — Chez le fœtus, le canal artériel, gorgé de sang, ne se différencie guère de l'artère pulmonaire. Mais à mesure que l'on a affaire à des sujets plus âgés, et surtout à des enfants chez lesquels l'oblitération commence, on voit sa coloration rouge foncé devenir moins intense ; chez les fœtus à terme, le tissu cellulaire qui l'entoure est lâche et infiltré de sang. Chez les enfants de quelques jours, on voit quelquefois une différenciation très nette entre la coloration de la pulmonaire, plus intense et celle du canal artériel. On peut même noter une sorte de petite rainure transversale, un peu comparable à celle qu'on voit sur la base du cœur, au niveau des valvules sigmoïdes de la pulmonaire. Peu à peu la tunique interne du canal artériel se confond au milieu du tissu cellulaire, contracte des adhérences plus intimes avec les ligaments péricardiques supérieurs, d'autre part avec l'enveloppe celluleuse du thymus (ou de ses vestiges) et l'aponévrose cervicale moyenne.

Nous verrons plus loin que le ligament artériel a un aspect blanc, nacré, absolument particulier.

Sa forme est d'abord aplatie, en corrélation avec les variations de volume que lui font subir la pulmonaire et l'aorte. Elle devient de plus en plus cylindrique, à mesure que la tunique prolifère.

Longueur du canal artériel

Les observateurs sont en complet désaccord sur ce point et les mensurations diffèrent avec chacun d'eux.

Nous trouvons mentionnés les chiffres suivants : deux travers de doigt (? Drake), un travers de doigt (Saltzmann), la moitié de la pulmonaire (Verrheyen), comme 15 est à 13 ou comme 13 est à 10 par rapport à la longueur de la pulmonaire (Haller), un demi-pouce (Cheerer, 1821), 10 lignes (Parise, 1837), un pouce (Louis, 1823), 7 mm^s (Guéniot), 7 à 9 mm^s (Henle), 14 mm^s (Lutaud), 15 mm^s (Ollivier), 17 mm^s (Luschka), etc. Le seul auteur qui eut pu jeter un jour sur la question, Alvarenga, ne nous renseigne pas.

La conclusion à tirer est que ses dimensions sont sujettes à de grandes variations. On peut d'abord admettre que le canal n'étant utile que pendant la vie fœtale, la longueur est maxima à la naissance ; il nous a semblé, contrairement à une opinion qui a été défendue, que cette longueur, toutes choses égales d'ailleurs, ne variait pas à partir de cette époque.

En nous fondant sur 71 autopsies, nous avons trouvé les chiffres suivants :

5 millimètres	1	fois
6 —	3	»
7 —	5	»
8 —	5	»
9 —	10	»
10 —	9	»
11 —	8	»
12 —	10	»
13 —	5	»
14 —	4	»
15 —	1	»
16 —	2	»
17 —	1	»
18 —	5	»
19 —	1	»
26 —	1	»
	71	fois

Nous ne tirerons aucune conclusion, persuadés que sur un nombre semblable d'observations, on arriverait à un ensemble absolument différent.

Le diamètre du canal est plus intéressant à considérer.

Diamètre du canal et du ligament artériels.

Le diamètre est sujet à des variations moins grandes que la longueur. Les mensurations comparatives montrent qu'il augmente jusqu'à la naissance, qu'il garde son calibre à peu près jusqu'au moment où ligament artériel — il acquiert un volume toujours constant.

Chez le fœtus et dans les derniers mois de la grossesse, on trouve un diamètre moyen de 2 millimètres 5 à 4 millimètres, à peu près uniforme dans tout le trajet, à peine un peu plus large vers la pulmonaire, exceptionnellement vers l'aorte.

Chez le fœtus à terme, son volume est plus considérable et il n'est pas rare comme on pourra le voir aux tableaux de la fin, de trouver à la mensuration 4 et 5 millimètres, à la partie moyenne, 6, 7 et 8 millimètres aux extrémités.

A partir de la naissance, le calibre diminue toujours, et tend à devenir uniforme dans toute sa longueur, il est d'ailleurs à remarquer que la lumière du vaisseau n'en est pas influencé. On trouve alors 4 millimètres environ comme diamètre. Dans un cas exceptionnel chez un enfant de deux mois (Obs. 29) il y avait une disposition spéciale ; l'oblitération était déjà complète, mais s'était effectuée d'une façon particulière. La longueur du canal était de 18 millimètres ; la largeur vers la pulmonaire était de 3 millimètres ; mais un demi centimètre au-dessus de la pulmonaire, le ligament prenait un aspect spécial, fusiforme et atteignait 9 millimètres de diamètre. Nous n'avions noté cette dimen·

FIGURE 4. — ANÉVRYSME DU CANAL

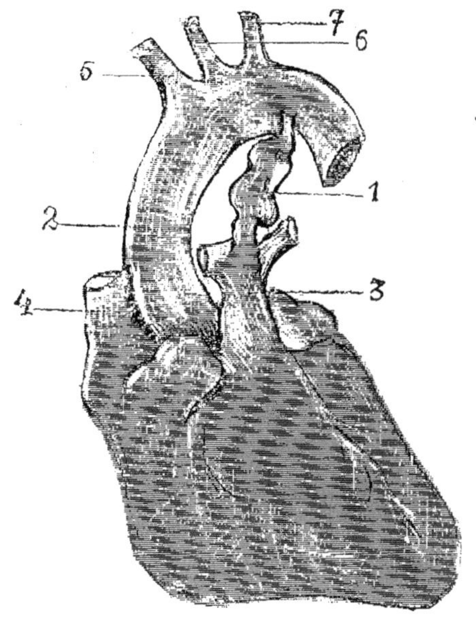

1. Canal artériel. — 2. Aorte. — 3. Art. pulmonaire. — 4. V. Cave
supérieure. — 5. Tr. Brachio-céphalique. — 6. Carotide primitive
gauche. — 7. Sous-clavière gauche.

sion du canal artériel que chez un enfant de quatre
jours (Obs. 20) et nous avons pensé à la rapprocher
de la disposition signalée par Thore. (*De l'anévrysme du
canal artériel.* Arch. gén. de méd., 1850. — 4° S. t. XIII,
p. 30) (1).

(1) *Thore* donne une série d'observations d'anévrysmes ou plutôt de
dilatations du canal artériel.

OBSERVATION I. — Billard 1826. — Enfant de deux jours. — La respiration était gênée, la face livide, le pouls fréquent, petit, facile à dépri-

Le calibre du ligament artériel, une fois l'oblitération effectuée devient uniforme, oscille entre 2 millimètres et 3 millimetres 5. Il est à peine évasé à ses insertions.

Exceptionnellement, quand le canal est très condensé probablement par suite du grand développement de l'aorte et de la pulmonaire, on trouve 4 et même 6 millimètres de diamètre. Cette disposition nous a semblé particulière aux sujets âgés.

Relativement an volume des vaisseaux de la base du cœur, on trouve chez le fœtus et le nouveau-né des proportions intéressantes. Nous devons dire avant tout que nous avons trouvé le diamètre du canal artériel toujours inférieur à celui de l'aorte et de la pulmonaire, les différences sont cependant minimes.

Au contraire, il est, dans tous les cas, chez le fœtus, au moins égal au volume des branches pulmonaires.

---

mer. Le cœur était dilaté. Le canal artériel existait sous forme d'un gros noyau de cerise; son diamètre transversal avait trois lignes et demie ; sa circonférence 9; l'intérieur de la tumeur était rempli de caillots fibrineux organisés, disposés par couches, qui ne laissaient à leur centre qu'un pertuis qui eût à peine permis l'introduction d'une plume de corbeau.

Observation II. — Martin Saint-Ange 1827. — Enfant de un mois. Dilatation anévrysmale du canal artériel; pas de trace de lumière centrale.

Observation III. — Parise 1837. — Enfant de dix-neuf jours — Le canal artériel remarquable par sa longueur (dix lignes) contient du sang liquide sans rudiments de caillots et s'abouche librement et dans l'aorte et dans l'artère pulmonaire.

Observations IV, V, VII, VIII, IX, X et XI. — Thore 1842. — Dilatation du canal artériel sans trace de lumière centrale.

Observation VI. — Thore. — Dilatation du canal vers l'aorte, Pas de pertuis central.

Chez le fœtus à terme, il est souvent supérieur aux deux branches considérées séparément et on trouve des différences de 1, 2 et même 3 millimètres.

Dans le premier mois qui suit la naissance, les différences réciproques sont peu considérables ; et il importe de ne pas admettre trop facilement l'opinion qui veut que le volume des branches pulmonaires change d'une façon considérable, une fois la respiration établie.

Après l'oblitération, on conçoit, au contraire, que, le rôle du canal artériel devenant nul, les artères pulmonaires continuent à se développer ; il n'y a plus de parallèle possible.

Calibre du canal artériel et orifices.

La lumière du canal artériel est large chez le fœtus et le nouveau-né ; elle admet facilement une grosse sonde cannelée et livre facilement passage aux injections. Le vaisseau est large et dilatable dans toute son étendue.

Les orifices ne présentent rien de particulier ; jamais nous n'avons observé de valvule tant du côté de l'aorte que de la pulmonaire ; et il faut considérer comme fausses les assertions de Carcanus et de Garangeot qui disent avoir trouvé à la naissance du canal artériel « une espèce de bride valvuleuse qui dirige le sang vers l'artère inférieure » Trew avait de même décrit une membrane a l'entrée et à la sortie du canal artériel, sorte de production de la membrane interne, ne formant pas une vraie valvule, mais présentant la figure d'une petite lancette ; nous ne savons pas à quoi il faut la rapporter.

Après la naissance, le calibre diminue sensiblement, et l'on trouve généralement un froncement, une sorte de tassement étoilé de la tunique interne.

Structure du canal artériel

Au siècle dernier, Saltzmann disait déjà que le tissu
du canal artériel est le même que celui des autres
artères. Duverney admettait que sa consistance était
plus fragile et qu'il se déchirait facilement. Cette constatation macroscopique est exacte ; il suffit d'une très
légère traction sur les deux extrémités du canal artériel
pour le diviser complètement.

FIGURE 5. — STRUCTURE DU CANAL ARTÉRIEL.
(NOUVEAU-NÉ)

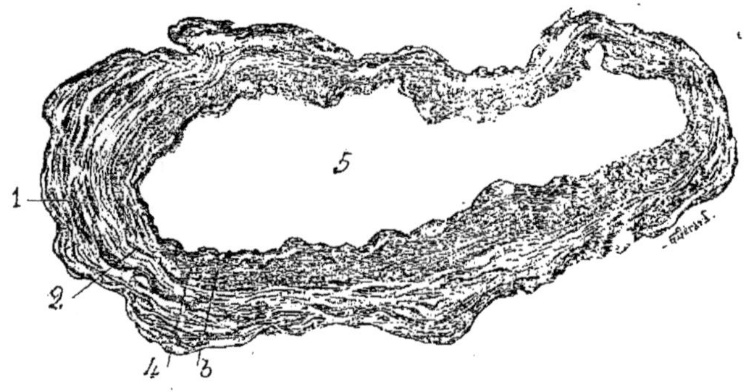

1. — Tunique celluleuse. — 2. Tunique musculaire et élastique. —
3 et 4. Endartère. — 5. Lumière du canal.

Au point de vue histologique, le canal artériel appar-
tient au type des *artères musculaires.*

La *tunique interne* ou *endartère* comprend : 1° l'endothélium ordinaire aux vaisseaux artériels ; 2° une
couche conjonctivo-élastique dont les éléments sont
disposés en strates et sur la surface interne de laquelle
est appliqué l'endothélium.

La *tunique moyenne* est composée : 1° de la vitrée ou
lame élastique interne ; 2° de nombreuses couches de

fibres musculaires, lisses, disposées circulairement et imbriquées les unes dans les autres. Ces fibres sont groupées en fascicules séparés les uns des autres par des faisceaux de fibres conjonctives et élastiques. Ces faisceaux constituent une sorte de canevas ou réseau dans lequel est répandu le tissu musculaire. A la périphérie, ils se condensent de façon à constituer une sorte de limitante externe, qui sépare la tunique moyenne de la tunique externe.

La *tunique externe* ou *adventice* est constituée par des faisceaux ondulés de fibres conjonctives. A la périphérie, cette tunique se confond insensiblement avec le tissu cellulaire lâche péri-artériel.

Des vaisseaux assez volumineux (vasa vasorum) circulent dans la partie la plus superficielle de cette tunique adventice.

Le Ligament artériel

Absolument extrapéricardique, il prend toujours naissance sur le bord supérieur gauche de la pulmonaire, en un point distant de 1 à 7 millim. de la bifurcation. Son origine n'est donc pas variable comme celle du canal chez le fœtus ou le nouveau-né et ne peut donner lieu à aucune espèce de contestation.

Perdu au milieu des tissus conjonctifs et surtout graisseux, qui ont remplacé chez l'adulte le tissu conjonctif lâche qui entoure les vaisseaux de la base, il est fixé dans sa situation par le tissu cellulaire dense qui se continue sur les vaisseaux et la partie supérieure du péricarde, et qui rend intimes ses connexions avec la bronche gauche et les ganglions qui l'entourent ; sa dissection en est assez difficile.

Il est dirigé moins horizontalement que le canal artériel,

mais plutôt obliquement de bas en haut et de dedans en dehors ; il aboutit, non pas sur l'aorte descendante, mais bien à la partie terminale de la crosse de l'aorte (face inférieure).

Le développement considérable de la pulmonaire et de l'aorte comparativement au faible diamètre du ligament, a modifié les rapports qu'on peut décrire de la façon suivante :

En avant, on trouve des ganglions souvent développés, le tissu cellulaire du médiastin, et les filets cardiaques émanés du pneumogastrique.

En arrière, le bord supérieur de la bronche gauche, la branche pulmonaire gauche et le récurrent.

A gauche, l'aorte descendante, le pneumogastrique et le bord supérieur de la branche pulmonaire gauche. Le récurrent descend au devant de l'aorte et s'engage, au-dessous de l'extrémité postérieure du ligament, dans un espace triangulaire limité en haut par lui, en bas par la pulmonaire, en dehors par l'aorte descendante.

Nous le retrouvons à droite au fond d'un espace quadrilatère ou plus souvent ovale circonscrit par le bord concave de la crosse, la bifurcation de la pulmonaire et le ligament artériel.

Cet espace est souvent comblé par un ganglion lymphatique qui s'étale en largeur au-devant de lui, et qui enlevé, laisse voir le récurrent qui passe en biais et la bifurcation de la trachée (partie gauche).

Le ligament artériel chez l'enfant, est souple, sinueux ; il est parcouru par de très fines arborisations veineuses qui font ressortir son fond grisâtre.

Chez l'adulte, il a une coloration blanchâtre, nacrée, qui rappelle l'aorte, et ressort franchement sur le fond noir de l'artère pulmonaire. On le trouve quelquefois réduit à l'état de petit faisceau fibreux écrasé entre la pulmonaire gauche et l'aorte, aussi large que long. Cette disposition, surtout visible sur les sujets âgés, donne au ligament artériel une consistance particulièrement dure; à la coupe, on trouve une petite surface dure, blanc-jaunâtre, sans trace de lumière, qui rappelle la section d'un tendon.

L'état des orifices est variable; à l'œil nu, sur les canaux en train de s'oblitérer, on peut déjà émettre l'idée que l'oblitération commence par la pulmonaire ; un petit cône creux très évasé, quelquefois froncé à son sommet, du côté de l'aorte, une petite dépression linéaire perpendiculaire à la direction de l'aorte, quelquefois couverte de toutes petites granulations calcaires qu'on ne trouve qu'en ce point du vaisseau.

Quelquefois enfin, on ne trouve, d'un seul ou des côtés, aucune trace d'orifice ; et la tunique interne des gros vaisseaux passe au-devant de l'insertion du ligament sans s'interrompre.

Structure du Ligament artériel.

« Ce ligament, en apparence fibreux, présente tous caractères histologiques d'une artère : on constate en effet qu'il est formé par trois tuniques : une tunique externe qui se continue avec le tissu cellulaire ambiant, une tunique moyenne formée de fibres élastiques et contenant même des fibres musculaires, et une tunique interne présentant la structure habituelle. En dedans de cette tunique, il existe un véritable bouchon formé par du tissu cellulaire, produit du processus d'oblitération. » (Poirier).

Tableau N° 1

MENSURATIONS COMPARATIVES

Diamètre comparé du canal artériel, de l'aorte, de l'art. pulmonaire et de ses branches à différentes époques

Numéro de l'observation	AGE DU SUJET	Longueur du canal artériel	DIAMÈTRE DU CANAL ARTÉRIEL — D. moyen	Vers la pulmonaire	Vers l'aorte	Longueur de l'aorte (1)	Diamètre de l'aorte	Longueur de la pulmonaire	Diamètre de la pulmonaire	Diamètre de la br. pulmonaire gauche	Diamètre de la br. pulmonaire droite
1	Fœtus 5 mois env.	5 m/m	3 m/m			16 m/m	6 m/m	10 m/m	6 m/m	3 m/m	2 m/m
2	» 5 mois 1/2	12	1 5	3 m/m	2 m/m	22	4	8	6	2	1 5
3	» 7 mois	16	3 5	4		26	8	14	8	3	4
4	» 7 mois 1/2	6	3			20	7	14	5	2 5	
5	» 7 mois 1/2	9	2	3	4	21	6	9	7	2 5	3
6	» 8 mois	7	3			25	5 5	12	7		
7	» à terme	12	2 5	3		24		18			
8	Mort-né	18	2 5	3 5	3 5	30		17			
9	» f.	7		7 5	5			14		2 5	
10	»	15		5	8	28	6	14 5	10	5	4 5
11	»	11	5			27	8		9	4 5	3
12	»	18	8 5	5	8	32	8	18	7	3 5	4 5
13	»	13		6	4 5	29	10	18	9		5
14	» m.	11	4	4 5	4 5	25	8	16	9	4	4
15	» f.	12	5			30	7		8 5	4 5	5 5
16	» m.	16	4	6	6 5	31	8		8	4	5 5
17	» m.	9	3				5 5	9	5 5	3	3 5
18	» f.	12	4			21	8 5	14	6 5	4 5	4
19	Enfant m. 1 jour	13	4		4 5	32	7 5	17	7 5	4 5	4
20	» m. 4 jours	18		6 5	9	27		21	9	5	6
21	» f. 7 jours	8	4 5			27	7 5	14	7 5	4	4
22	» m. 7 jours	10	3				7 5		9	5	5 5
23	Mort-né f.	13	4 5			27	6	15	8	5	4
24	Enfant f. 11 jours	9	2			20	7		7	4 5	4
25	» f. 20 jours	11	4			29	8 5	17	7	4	4 5
26	» f. 20 jours	14	4			22	10 5		8 5	5	4
27	» m. 1 mois	13	4			28	10		10 5	5 5	6 5
28	» m. 40 jours	8	3				12 5	24	11	7 5	6
29	» f. 2 mois	18	9	3	7	32	11	20	10	5 5	6 5
30	» m. 28 j. (né avant terme)	10		2	3	23	7	15	5 5	3 5	3 5
31	» m. 3 mois	11 5	2 5			42		20			
32	» m. 3 mois	6	3				8 5		9 5	5 5	5 5
33	» m. 3 mois	10	3			28	9	18	11	5	6 5
34	» m. 4 mois 1/2	11	3 5			29	13 5		11	5	6
35	» f. 5 mois	10	2 5			32	12	21	10	5	6

(1) La longueur de l'aorte et de l'art. pulmonaire est prise des valvules sigmoïdes au point d'abouchement du canal artériel.

Numéro de l'observation	AGE DU SUJET	Longueur du canal artériel	Diamètre du canal artériel — D. moyen	Diamètre du canal artériel — Vers la pulmonaire	Diamètre du canal artériel — Vers l'aorte	Longueur de l'aorte (1)	Diamètre de l'aorte	Longueur de la pulmonaire	Diamètre de la pulmonaire	Diamètre de la br. pulmonaire gauche	Diamètre de la br. pulmonaire droite
36	Enfant f. 5 mois	10 m/m	3 m/m			32 m/m	13 m/m	22 m/m		6 m/m	6m5
37	» f. 7 mois	7	2			28	11		9	5	6 5
38	» m. 6 mois	10	3				13	28	13	7 5	7
39	» m. 7 mois	14	1	2	2	52	15		13	8	9
40	» m. 7 mois	10	3 5			28	10	19	13	6	5 5
41	» m. 8 mois	14	3			40	12		9 5	7	7
42	» m. 8 mois	10	3				10		11		
43	» m. 8 mois	12 5	3			30	12	19	9		
44	» m. 8 mois	12	3			37	13		9 5	7	6 5
45	» m. 8 mois	9	2			31	12	19	10	6 5	6
46	» 10 mois	13 5	2		3	37	16	30	14 5		
47	» m. 10 mois	11		2		32	9	24	10	5 5	6 5
48	» 1 an	8	2 5		3 5		13	30	15	8 5	9
49	» m. 14 mois	14		2 5		45	17	25	15	10	11
50	» m. 18 mois	12 5	2		3 5	49		27			
51	» f. 20 mois	19	3	3 5		51	17	27	14	10	9
52	» m. 20 mois	9 5	3 5				8 5		11	6	7 5
53	» m. 22 mois	7	3			43	14	32	11 5	7	8
54	» m. 3 ans 1/2	9	2				14 5		16	10	10
55	» m. 3 ans 1/2	9	2 5			42	15 5	35	17		
56	» m. 4 ans	9		3 5	5	46	15	33	18		
57	» m. 4 ans 1/2	11	3	3	3	44	22	31.	17	9	11
58	» f. 5 ans	8	2				17		17 5	11	9
59	» m. 5 ans	9	2			45	18	33	17	8	9
60	» f. 8 ans	8	2 5	3		40	17	32	15	10	8
61	Sujet m. 20 ans	11	2								
62	» f. 21 ans	12	2 5			58		45			
63	» f. 34 ans	6	6			64		43			
64	» m. 52 ans	18	4			87		55			
65	» m. 52 ans	12	4			80	44	58	24	15	
66	» m. 54 ans	17	1 5	3	3		37	52	20	17	
67	» f. 78 ans	10	5			76		59			
68	» f. 69 ans	26	5 5	1 5	1 5	73		55			
69	» m. adulte	7	8			79	35	60	26	21	
70	Enfant mort-né (avant terme)	12	6			24	7	14	7	3	3
71	» 3 jours	9	6			21	6 5	16	7	3	3

(1) La longueur de l'aorte et de l'art. pulmonaire est prise des valvules sigmoïdes au tabouchement du canal artériel.

Mensurations comparatives du Cœur chez divers sujets examinés

DISTANCE DES VALVULES SIGMOÏDES LAQUELLE SE RÉFLÉCHIT LE PÉRICARDE

Numéro de l'observation (1)	AGE DU SUJET	MENSURATIONS		CŒUR	RÉFLEXION DU PÉRICARDE		
		Sillon interventriculaire	Largeur maxima	Longueur maxima (2)	Sur la pulmonaire	Sur l'aorte	Sur la v. cave supérieure
1	Fœtus 5 mois environ.	26 m/m	23 m/m				
2	» 5 mois 1/2.	32 »	23 »				
4	« 7 mois 1/2.	27 »	24 »				
5	» 7 mois 1/2.	37 »	24 »	48			
6	» 8 mois	31 »	28 »		11	13	9
9	Mort né f.	40 »	35 »		15	23	
11	» »	40 »	40 »				
13	» »	40 »	42 »				
14	» f.		32 »	43			
15	» f.	35 »	31 »				
16	» m.	29 »	28 »				
17	» m.	30 »	27 »		13	17	6
18	» f.	29 »	35 »	42	14	18	
21	Enfant f. 7 jours.	25 »	32 »		21	23	7 5
22	» m. 7 »	29 »	27 »	34	11	16	
24	» f. 11 »	27 »	24 »	36	16	21	7
25	» f. 20 »	43 »	35 »		25	31	10
26	» f. 20 »	31 »	37 »		23	26	10
27	» m. 1 mois.	31 »	44 »	44	15	21	10
28	» m. 40 jours.	40 »	46 »	57	18	26	8
29	» f. 2 mois.	40 »	43 »	55	19	28	12
30	» m. 20 j. (né à terme)	27 »	28 »	37	14	18	9
31	» m. 3 mois.	40 »	37 »		25	35	22
32	» m. 3 mois.	30 »	33 »	40	17	24	9
33	» m. 3 mois.	34 »	40 »		30	37	

(1) Les numéros des observations correspondent à ceux du tableau précédent.

(2) Du bord supérieur de l'oreillette à la pointe.

Numéro de l'observation (1)	AGE DU SUJET	MENSURATIONS DU CŒUR			REFLEXION DU PÉRICARDE		
		Sillon interventriculaire	Largeur maxima	Longueur maxima (2)	Sur la pulmonaire	Sur l'aorte	Sur la v. cave supérieure
34	» m. 4 mois 1/2.	43 m/m	32 m/m		22	30	
35	» f. 5 mois.	38 »	35 »	45	24	20	11
37	» f. 7 mois.	34 »	32 »	45	20	24	11
38	» m. 6 mois.	33 »	35 »	44	18	25	10
41	» m. 8 mois.	44 »	40 »		30		
43	» m. 8 mois	34 »	39 »		24		
44	» m. 8 mois.	40 »	38 »	46		28	
46	Enfant 10 mois.				28	33	
47	» m. 10 mois.	40 »	38 »	49	23	29	
49	» 14 mois.	52 »	45 »	67	28	32	11
51	» f 20 mois.	52 »	57 »	61	25	32	
52	» m. 20 mois	40 »	42 »	57	24	30	11
53	» m. 22 mois.	48 »	52 »		28	34	
54	» m. 3 ans 1/2.	65 »	65 »	82	28	34	11
55	» m. 3 ans 1/2.	64 »	68 »	90	28	32	
56	» m. 4 ans.	68 »	65 »				
57	» m. 4 ans 1/2	70 »	65 »		28	38	
58	» f. 5 ans.	53 »	57 »	68	33	41	12
59	» m. 5 ans.	63 »	63 »	81	32	41	14
60	» f. 8 ans.						
65	Su.et m. 52 ans.				60	73	
66	» m. 54 ans.				47	61	
67	» f. 78 ans.				62	71	
68	» f. 69 ans.				52	58	
69	» m. adulte.				60	67	
70	Enfant mort né.	26 »	27 »	40	12	17	6
71	» 3 jours.	30 »	29 »	41	14	19	8

(1) Les numéros des observations correspondent à ceux du tableau précédent.
(2) Du bord supérieur de l'oreillette droite à la pointe.

Anomalies du canal artériel

Beaucoup des anomalies qui ont été observées peuvent être expliquées par une persistance des dispositions embryonnaires.

1° D'après la loi tératologique des variations corrélatives (Cuvier-Darwin), une conformation ou modification organique en entraîne d'autres nécessairement. D'où les anomalies du canal artériel s'accompagnent toujours d'anomalies concomitantes du cœur ou des vaisseaux de la base ; ou plutôt pour rétablir les faits suivant les raisons causales, les vaisseaux de la base ou certaines parties du cœur ne peuvent se développer anormalement sans entraîner une perturbation corrélative du canal artériel.

2° D'après la loi des connexions (J. Geoffroy St-Hilaire) les organes modifiés ou non, gardent toujours les relations qu'ils ont entre eux et conservent les mêmes connexions avec les organes voisins, c'est-à-dire que le canal artériel, même anormal, n'a jamais avec les divers vaisseaux que des relations qui peuvent s'expliquer par l'embryologie (persistance ou oblitération anormale de certains arcs artériels).

Nous verrons successivement :

a) L'absence ou la duplicité du canal artériel.

b) Les anomalies de situation.

c)   —   de connexions.

d)   —   de forme ou de volume.

e)   —   par modifications physiologiques ou pathologiques.

a) *Absence.* — Elle correspond toujours à un arrêt de développement du cœur. Les cas en sont d'ailleurs rares. Nous n'en avons trouvé que deux :

Cas de Chemineau. — L'enfant avait en apparence tout juste respiré ; le cœur avait trois cavités dont l'une recevait la veine cave ; et une autre les veines pulmonaires : toutes deux s'ouvraient dans la troisième d'où émergaient l'aorte et l'artère pulmonaire qui était petite et donnait naissance à des branches qui allaient aux poumons. Aucune communication n'existait entre l'artère pulmonaire et l'aorte descendante. (*Hist. de l'Acad. des Sciences*, 1699, p. 37).

Cas de Jürgens. — Absence d'un ventricule et du canal artériel. A l'autopsie d'un fœtus humain qui avait vécu quelques jours après sa naissance, on constata que le ventricule gauche faisait complètement défaut, tandis que le ventricule droit était au contraire dilaté et hypertrophié.

De la moitié gauche du cœur, il n'existait que l'oreillette qui communiquait avec l'oreillette droite ; il existait en outre un canal très étroit entre l'oreillette gauche et le ventricule droit. *L'artère pulmonaire communiquait directement avec l'aorte*, qui elle même se jetait dans le ventricule droit. Le reste du système circulatoire n'offrait pas d'anomalie. » (*Soc. méd. interne*, Berlin 1er février 1892).—Rapporté par Guinard : Tératologie 1892 p. 211).

Duplicité. — Proprement dite elle est rare. Une fois le canal a été trouvé double ; et de ses deux branches, l'une se rendait dans le tronc brachio-éphalique et l'autre dans l'artère sous-clavière gauche.

Cas de Chevers. — L'aorte fournissait par sa partie inférieure un canal artériel large et permettant le passage du sang, lequel se portait vers le poumon droit et se divisait en deux branches, avant de gagner la bronche. L'une de ces branches, peut être même toutes deux communiquaient avec les branches de l'artère pulmonaire. Un vaisseau très long et très grêle dans lequel on eut pu tout au plus glisser un stylet se portait du canal artériel au poumon gauche. (*Archives générales de Médecine,* 1847, 4ª S. t. xiii p. 503).

b) *Anomalies de situation.* — Il est certain, à priori, que le canal artériel suit les déplacements du cœur et peut se trouver avec lui, soit au cou (deux cas chez l'homme. Vaubonnais, G. Saint-Hilaire, un cas chez le mouton) soit à la région lombaire (cas d'un ancien militaire cité par Deschamp) soit au-devant de la poitrine (déplacement thoracique).

De même dans le cas d'inversion des viscères, l'aorte étant formée par le troisième arc droit, le canal artériel est situé à droite. Dans un cas de Deguise (*Thèse de Paris,* 1843, Obs. lix) l'aorte naissait du ventricule droit, la pulmonaire du ventricule gauche. Cette transposition s'accompagnait de la persistance du canal artériel.

Dans un cas de Howship (*Practical observations in surgery and morbid anatomy illustrated by cases,* London, 1846, p. 192), l'inversion des vaisseaux de la base, avait été sans influence sur le canal artériel.

c) *Anomalies de connexions.* — Ce sont les plus nombreuses. Nous allons tenter de les classer d'après les arrêts de développement de certains arcs artériels (il est entendu que nous en considérerons toujours quatre),

1. La crosse de l'aorte est placée à droite ; elle donne naissance à un tronc brachio-céphalique gauche, à une carotide et une sous-clavière droites. Deux cas peuvent se présenter : ou bien le dernier arc droit a donné un canal artériel droit (rare) ou bien il est à sa place normale à gauche ; il entre alors en connexion avec le tronc brachio-céphalique gauche ou la sous-clavière gauche.

Cas de Klinkosch et Meckel : la sous-clavière gauche semblait naître de deux racines, dont l'une était constituée par le canal artériel persistant.

Deux cas de Caillot : (1) L'artère pulmonaire très étroite à son origine, augmentait bientôt de volume. Le canal artériel, oblitéré, se rendant dans la sous-clavière gauche.

Trois cas de Richard Quain (2). *a*. L'aorte est bifurquée ; sa branche droite passe derrière la bronche droite ; sa branche gauche est située derrière la trachée et reçoit le canal artériel (pl. X, fig. 8). — *b*. L'aorte passe en anneau autour de la trachée. L'artère pulmonaire est courte. Le ligament artériel sort de sa branche gauche et aboutit sur la ligne médiane, à la division antérieure de l'aorte. — *c*. L'aorte est dirigée à droite. Le tronc brachio-céphalique est à gauche. L'artère pulmonaire, restée au devant de l'aorte, n'a pas de branche droite. Le canal artériel long, est à peu près à sa place normale, mais se rend dans la naissance de la

---

(1) *Bull. de la Fac. de médecine de Paris.* 1807, p. 21.

(2) Quain. *Anatomy of arteries* (atlas), London, 1844.

sous-clavière. Lé récurrent passe à sa place normale au-dessous de lui ; à droite, il glisse directement sous la crosse de l'aorte.

L'absence de branche pulmonaire droite vient à l'appui de ce que nous avons avancé au chapitre du développement ; à savoir qu'à droite, le laryngé inférieur ne passe sous le troisième arc droit, que parce que le quatrième arc s'oblitère rapidement (Pl. vii, fig.3).

2. — Le troisième arc aortique gauche est oblitéré ; de même le quatrième arc droit. Le quatrième arc gauche persiste. La crosse de l'aorte est à droite. Le canal artériel persiste et par l'intermédiaire de la *racine descendante gauche* de l'aorte vient se jeter dans l'aorte thoracique et formant une anse d'où naît la sous-clavière gauche.

Cas de Greig, 1852.

3. — Les quatrièmes arcs droit et gauche persistent. Il existe un canal artériel accessoire, qui va de la branche pulmonaire droite au tronc brachio-céphalique.

Cas unique de Breschet, 1826 (*Répert. d'anat. et de phys. path.*, t. ii, p. 10).

4. Le quatrième arc gauche persiste : il y a persistance du canal artériel.

5. La communication postérieure entre les deux arcs inférieurs gauches s'oblitère. L'aorte ne se distribue qu'à la tête et aux bras ; l'aorte descendante privée de toute communication avec elle n'est que la continuation de l'artère pulmonaire par l'intermédiaire d'un canal normalement placé.

Cas de Steidele (d'après Burdach).

Cas de Gibert : « L'artère pulmonaire, née comme à l'ordinaire, du ventricule droit, se courbait à gauche après avoir fourni les artères des poumons, et se continuait le long du côté gauche de la colonne vertébrale pour se terminer en bas, comme l'aorte descendante, qu'elle remplaçait, l'aorte née comme de coutume du ventricule gauche s'élevait verticalement vers le cou, et là se terminait par une sorte de bifurcation : le canal artériel long et grêle n'était pas oblitéré. » (*Bull. Soc. anal.*, 1832, p. 108).

d) Anomalies de forme et de volume. — Le canal artériel est plus ou moins volumineux suivant les époques auxquelles on le considère. Tout cela est physiologique. Mais sous des influences tératologiques, il peut être modifié ; c'est pourquoi nous rapportons l'observation suivante.

Potocki. — Malformations chez un fœtus de six mois.

Arrêt de développement du cerveau ; absence du corps calleux. Hydrocéphalie ventriculaire. Spina bifida.

Le cœur offre une communication des deux ventricules à la partie supérieure de la cloison. L'art. pulmonaire diminuée de calibre *donne naissance à un canal artériel presque filiforme* ; au contraire l'aorte est plus volumineuse qu'à l'état normal. Elle fournit dans l'ordre suivant les gros vaisseaux : carotide droite, carotide gauche, sous-clavière gauche et enfin la sous-clavière droite qui se porte entre les scalènes après avoir passé entre l'œsophage et la colonne vertébrale.

Il n'y a que deux valvules sigmoïdes à la pulmonaire. Dans l'oreillette droite, en avant et au-dessous du tronc

de Botal encore existant, est une dépression au-dessous
de laquelle s'ouvre un canal. Ce canal résulte de la con-
vergence de la veine cave supérieure gauche et d'un
vaisseau qui en suit en bas la direction et qui vient
perforer le diaphragme en un point exactement symétrique de l'orifice diaphragmatique de la veine cave
inférieure droite... (*Bull. Soc. anat.* 19 novembre 1886).

*e) Anomalies par modifications physiologiques ou patho-
logiques.* — Elles tiennent à une disposition particulière,
soit du cœur, soit de l'artère pulmonaire, quelquefois
des deux.

1. — Occlusion prématurée du trou ovale avec
persistance du canal artériel. Observation de Benézerd
Smith (*Arch. gén. de médecine* 1848, 4ᵐᵉ s., t. 17, p. 89).

Il est naturel de voir le canal artériel persistant
22 heures après la mort; mais cette observation montre
que les conditions circulatoires étaient ici modifiées et
que, malgré la présence du canal artériel, la balance ne
pouvait être rétablie que par l'accroissement de développement du cœur droit et le mécanisme parfaitement
exact de ses cavités.

2. — L'aorte ascendante est rétrécie jusqu'à l'insertion
du canal artériel. Cette disposition, étudiée par Barth
(*thèse de Paris* 1837), ne peut nous intéresser que par
les déductions de l'auteur. « Si l'on réfléchit, dit-il, au
siège de la lésion (rétrécissement de l'aorte), précis-
sément au niveau de l'insertion du canal artériel, on
est autorisé à penser avec Reiny et Reynaud, que le
travail d'oblitération normal de ce dernier a pu influer
sur le rétrécissement de l'aorte elle-même et qu'ainsi

tous les cas de cette série paraissent remonter à une époque voisine de la naissance et peuvent être considérés comme des lésions congénitales. »

3. — Les deux troncs artériels existent, mais la crosse de l'aorte est retrécie ou oblitérée au niveau du canal artériel. Les vaisseaux de distribution des régions antérieures sont normaux, mais le sang est fourni à l'aorte descendante ou postérieure par le canal artériel, qui apporte le sang de l'artère pulmonaire (Guinard).

4. — Oblitération de l'orifice de l'artère pulmonaire entraînant la persistance du canal artériel. La persistance du canal artériel est surtout du domaine pathologique. Nous pensons en faire plus tard une étude spéciale. Nous signalerons simplement ici les observations de Wiliam Hunter, Hodgson, Mauran, Ramsbotham, Howship, Chevers, Louis, Holst, Bernutz, etc., etc., sans y insister davantage.

Deux théories sont en présence pour expliquer les anomalies du cœur ; la théorie pathologique de Lancereaux, la théorie tératogénique de Dareste.

Nous les signalons simplement, n'ayant pas l'autorité, ni la présomption de vouloir juger la question, et bien que la dernière théorie nous semble la plus scientifique et la plus logique.

CHAPITRE IV

La circulation fœtale chez les animaux et chez l'homme

L'étude du développement philogénique du canal
artériel est, nous l'avons vu, inséparable de celle des
arcs artériels. La persistance physiologique dans certaines espèces, la disparition dans le plus grand nombre
des autres, prouve d'abord son importance au point de
vue circulatoire, et ses rapports intimes avec la constitution même du cœur. Ce fait est appuyé par les anomalies qu'on rencontre chez l'homme et dans lesquelles
la persistance du canal artériel est le plus souvent
accompagnée de malformations soit des vaisseaux de la
base, soit du septum interventriculaire ou interauri-
culaire.(Chevers, Lancereaux, Cadet de Gassicourt, etc.)

Le canal artériel se développe aux dépens d'un arc aortique différent suivant les espèces, mais toujours inférieur, ou plutôt postérieur Il est bilatéral à l'origine, (lézard, serpents, oiseaux), par suite de sa liaison intime avec le développement primitivement double de l'aorte.

Dans le cas ou l'aorte est unique, il est au contraire unilatéral, généralement situé à gauche, et unit la branche gauche de l'artère pulmonaire à l'aorte thoracique.

Un fait domine toutes ces transformations ; le système des aortes se modifie suivant l'existence, le volume et l'état des organes de la respiration. On peut établir une division comprenant 1° tous les poissons et les larves de batraciens à circulation pulmonaire, nulle ou rudimentaire ; 2° tous les autres vertébrés à partir des salamandrines, des batraciens et des reptiles à circulation pulmonaire complète et définitive.

1. Chez les vertèbres inférieurs, l'arc vasculaire est le vaisseau chargé de la nutrition de l'arc viscéral, et toute atrophie de l'arc viscéral entraîne une atrophie correspondante de l'arc vasculaire. Nous ne parlons pas de l'amphioxus dont l'appareil circulatoire ressemble à celui des annélides élevées en organisation.

Tous les autres vertébrés sont pourvus d'un cœur, ceux qui tirent l'oxygène de l'eau ont des branchies situées le long des crosses aortiques et où aboutissent les réseaux capillaires utiles à la respiration. Le cœur simple, est ici, avant tout, un cœur veineux, qui envoie

le sang aux branchies par des arcs vasculaires afférents
— Le sang, une fois artérialisé dans les capillaires branchiaux est repris par des artères efférentes (a. épibranchiales) qui le mènent à l'aorte descendante.

Dès qu'il existe des poumons, le cœur offre une structure de plus en plus compliquée ; il ne suffit plus en
effet, chez des êtres qui marquent la transition vers un
type supérieur, d'une partie contractile, essentielle —
le ventricule alimenté par une oreillette ; mais par
degrés — dédoublement graduel de l'oreillette près du
ventricule — on arrive à la division incomplète en un
cœur droit et en un cœur gauche : il y a encore dans le
ventricule un mélange de sang artériel, amené du poumon
par les veines pulmonaires et de sang veineux, de l'oreillette droite On trouve déjà — chez les dipnoïques, les
pérennibranches et les larves d'amphibiens où les branchies servent au même titre que les poumons qui viennent d'apparaître — des artères pulmonaires qui sont
des ramifications de la crosse aortique inférieure. Nous
avons vu, en passant, cette origine commune des vaisseaux de la base.

2. Quand les branchies disparaissent, la circulation
pulmonaire devient prépondérante et entraîne une augmentation correspondante du volume des artipulmo-
naires. Celles-ci « semblent être la continuation de la
crosse aortique dont les extrémités aboutissant à l'aorte
descendante (canal de Botal) s'atrophient de plus en
plus et finissent par s'oblitérer complètement. » (Claus).

La séparation des deux ventricules, commencée chez
les reptiles, s'accentue chez les crocodiliens ; le foramen

de Panizza seul permet encore un mélange partiel des deux sangs, entre les gros troncs vasculaires. (Bischoff, Brücke, Milne-Edwards).

Dès que les cœurs, artériel et veineux, sont nettement séparés, on observe une disposition constante chez les vertébrés supérieurs. — Le sang artérialisé vient du poumon par les veines pulmonaires et est lancé dans les vaisseaux par l'aorte ; le sang veineux, venu des veines caves, va au poumon par l'artère pulmonaire.

Ce cycle simple des deux circulations s'observe chez l'adulte ; chez le fœtus, il se complique de la présence du canal artériel.

Nous verrons plus loin les recherches de Goubaux relatives à l'oblitération du canal artériel. Nous allons rapporter d'abord ses conclusions résumées sur la circulation fœtale chez les animaux ·

1° Chez le fœtus des animaux domestiques, le poumon ne contient pas d'air et son volume est peu considérable. Il reçoit du sang de l'artère pulmonaire, mais en quantité négligeable.

2° Les cavités auriculaires communiquent plus on moins largement entre elles suivant les espèces des animaux, et suivant l'âge du fœtus ou l'âge de la gestation (trou de Botal).

3° L'artère pulmonaire communique avec l'aorte postérieure par le canal artériel.

4° La veine ombilicale communique dans le foie avec la veine cave postérieure.

Le sang est amené à l'oreillette droite, par les veines et surtout par la v. cave postérieure qui charrie le sang venu du placenta par la veine ombilicale.

Le sang qui est apporté à l'oreillette gauche y arrrive par les veines pulmonaires ; le poumon ne fonctionnant pas, la quantité en est peu considérable.

Il arrive donc beaucoup de sang dans l'oreillette droite, très peu dans la gauche. Le trou ovale doit par conséquent avoir une grande importance. Le sang étant en proportion inégale dans chacune des oreillettes — celles-ci étant supposées vides — n'est-il pas évident qu'il passera dans l'oreillette gauche (qui, anatomiquement, a un volume à peu près identique à l'oreillette droite).

Par le fait de ce passage, il y aura une répartition égale dans les cavités auriculaires, et lors de leur contraction, envoi simultané dans le ventricule subjacent.

« On peut admettre que, quelle que soit la disposition de la valvule du trou de Botal, la dilatation des oreillettes a pour conséquence la fermeture ou l'occlusion momentanée du trou de Botal par le repli valvuleux dont il est pourvu ou qui est annexé.

» Chez tous les animaux domestiques, le sang peut passer librement de la cavité de l'oreillette droite dans celle de l'oreillette gauche, mais lorsque la cavité des oreillettes est dilatée, je suis convaincu que la valvule ne ferme pas le trou de Botal chez tous les animaux. Ce qui est vrai pour la plupart des animaux domestiques, ne l'est pas pour les solipèdes. Mais il est donc indispensable que lorsque la contraction des deux oreillettes s'opèrera — et il ne faut pas oublier que leur contraction est isochrome ou simultanée, puisqu'elles sont solidaires l'une de l'autre en raison des fibres charnues communes qui entrent dans leur composition — le trou de Botal soit fermé ? »

Goubaux ne parle pas du rôle du canal artériel, mais les organes de la circulation étant sensiblement semblables chez les mammifères et chez l'homme, on peut déduire d'une même disposition anatomique une mécanique circulatoire identique.

Physiologie de la circulation du fœtus humain

1. Circulation Lacunaire. — L'aire vasculaire est, au début, indépendante du cœur. Elle se met en rapport avec lui par la formation de cavités tubulaires dans les cuisses du cœur (veines omphalo-mésentériques), puis par la formation des artères omphalo-mésentériques. D'après l'opinion généralement admise, ces vaisseaux se forment aux dépens de cordons pleins, sarcodiques ou cellulaires, dont la substance organisée se désagrégerait.

Les îles du sang, d'abord isolées, se développent d'une manière indépendante, puis s'unissent par l'émission de vaisseaux qui se forment comme nous venons de l'indiquer.

La circulation ne s'établit pas tout de suite et le cœur bat, dès sa formation, sur un liquide incolore. Cependant, Dareste, dans une remarquable conception, pense qu'il existe d'abord chez l'homme une circulation lacunaire. « Les cellules, dit-il, laissent entre-elles des intervalles vides ou des lacunes dans lesquelles un liquide peut circuler... Il est hors de doute que le liquide incolore qui remplit alors le cœur pénètre dans les lacunes du mésoderme. Il est également hors de doute que ce liquide retourne au cœur et on peut supposer qu'il retourne à l'oreillette par les voies veineuses qui serviront plus tard au sang rouge... Nous ne pouvons pas ne pas admettre qu'il y ait une véritable circulation dont la constatation directe a échappé jusqu'à présent aux embryogénistes car, autrement, les contractions du cœur à cette période de vie, seraient un fait absolument incompréhensible. »

Les globules naissent dans les îles de sang de l'aire vasculaire.

2. *Circulation Vitelline.* — Elle s'établit vers le quinzième jour ; elle est subordonnée à l'existence de la vésicule ombilicale, au point qu'elle disparaît en même temps que celle-ci, vers le commencement du troisième mois (Kolliker) et est remplacée par la circulation allantoïdienne ou placentaire. Son rôle est double « d'une part elle sert à fournir de l'oxygène au sang... d'autre part elle amène à l'embryon des substances nutritives. » (Hertwig).

Le sang, une fois constitué, circule d'abord dans des vaisseaux sans parois définies (Baer, Blanchard) formés aux dépens du mésoderme, et retourne au cœur par des voies encore inconnues, probablement « par des canaux qui seraient le premier état des veines cardinales supérieures et inférieures, veines dont la réunion forme des deux côtés de l'embryon les canaux de Cuvier qui aboutissent à l'oreillette en avant de l'embouchure des veines omphalo-mésentériques. » (Dareste).

Le cœur s'est creusé d'une cavité et bat depuis sa formation, nous l'avons vu. Une circulation visible s'éta-

blit dès que les globules, formés aux dépens des cellules
internes de la masse cardiaque (Carlet), subissent leur
mouvement de va-et-vient dans le réseau des capillaires. Le sang y pénètre par les artères omphalo mésen-
tériques, qui naissent à angle droit des aortes, se dirigent du côté de l'aire germinative et y constituent un
lacis vasculaire avec les extrémités des artères verté-
brales postérieures. Ce lacis capillaire se rend dans le
sinus veineux terminal, qui occupe toute la partie de la
circonférence de l'aire germinative qui ne correspond
pas à l'extrémité céphalique de l'embryon. Le sang
revient au cœur par les veines omphalo-mésentériques.

Le cœur, d'abord rectilique pendant peu de temps,
s'est allongé, tordu et divisé comme l'on sait.

3. *Circulation placentaire ou allantoïdienne.* — Le rôle
de la vésicule ombilicale est terminé vers la cinquième
semaine. Pendant que la vésicule diminue, l'allantoïde
augmente au point de gagner la périphérie de l'œuf.
Ces phénomènes se passent en même temps que les
vaisseaux ombilicaux se développent.

Nous avons vu les deux ventricules distincts à la huitième semaine, et vers cette époque la division du tronc
artériel qui donnera l'aorte et la pulmonaire.

La circulation placentaire se caractérise par ce fait
qu'elle est simple ; c'est à dire que les poumons n'étant
inertes à ce moment, les quatres cavités du cœur servent à répartir le sang dans les artères du tronc et des
membres, et cela grâce à des dispositions spéciales. Le
placenta est le vrai poumon du fœtus ; il accapare à

son profit le sang artérialisé, qui doit entretenir l'hématose et pourvoir au développement ; ce sang est conduit
au foie par la veine ombilicale, et se rend à la veine cave
inférieure soit directement par le sinus d'Aranzi, soit
indirectement par les vaisseaux hépatiques afférents
et efférents.

1° Par la première route, le sang arrive au cœur bien
oxygéné ; dans la seconde, il se mélange avec celui qui
vient de la veine porte. Mais il faut bien songer que
dans la veine cave inférieure, il se mélange aussi avec
une certaine quantité de sang qui a irrigué les membres inférieurs ; le reste est retourné au placenta par
les artères ombilicales.

L'oreillette droite reçoit encore du sang veineux par
la veine cave supérieure ; on peut donc poser en principe que le liquide nourricier du fœtus n'est jamais absolument pur.

2° Le cœur gauche ne reçoit des poumons qu'une
quantité de sang négligeable. Il a donc besoin, étant
donné son volume, d'un apport plus considérable ; en
second lieu, il faut que la circulation s'effectue dans
tous les vaisseaux du corps.

Deux dispositions, qui nous sont connues, intervien-
nent alors : a) le trou ovale et la situation spéciale des
valvules de la veine cave inférieure. — b) Le canal artériel. De l'oreillette droite, presque tout le sang de la
veine cave inférieure est dirigé par la valvule d'Eustachi vers le trou ovale, passe dans l'oreillette, puis le
ventricule gauche et l'aorte où il prend deux directions
différentes. Le courant principal s'en va aux carotides
pour irriguer l'extrémité céphalique ; le second courant

descend dans l'aorte, où il heurte le sang lancé par le ventricule droit dans l'artère pulmonaire et ses branches et dans le canal artériel, et provenant presque intégralement de la veine cave supérieure. Les fonctions des deux cœurs sont donc identiques chez le fœtus ; tous les deux, ils concourrent à l'irrigation générale ; et c'est ce qui explique qu'ils ont tous deux un myocarde d'égale épaisseur.

L'intervention du trou ovale et de la valvule d'Eustachi (veine cave inférieure) d'une part, l'obstacle créé par le tubercule de Lower d'autre part (veine cave infé·rieure) ont pour conséquence, la formation, dans l'oreillette droite, de deux courants différents qui se croisent, et qu'on peut réaliser expérimentalement à l'aide d'injections diversement colorées (Reid).

Le fœtus ne possédant pas d'organe respiratoire autonome, le placenta joue le rôle d'organe respiratoire, et d'organe nutritif dans le sens le plus large du mot. Pendant la vie intra-utérine « les fonctions des organes diffèrent beaucoup de celles des organes de l'adulte ; aussi le fœtus ne présente-t-il pas les différences du sang que l'on nomme, suivant les vaisseaux qui le contiennent, artériel et veineux. Malgré cela, il faut bien se garder de croire que le sang soit partout le même. Celui de la veine ombilicale, le plus utile à la bonne marche de la croissance, n'arrive dans le cœur que mélangé avec le sang veineux de la veine cave inférieure et de la veine porte. Ce sang passe tout entier dans l'oreillette droite, se dirige par les gros troncs de l'aorte vers la tête et les extrémités supérieures. Le tronc et les extrémités inférieures reçoivent par l'artère pulmonaire. » (Kolliker).

En résumé, au point de vue particulier qui nous occupe, le canal artériel indispensable à la circulation du fœtus constitue une voie de dérivation importante au sang qui va de la veine cave supérieure à l'aorte en passant par l'oreillette, le ventricule droit, et l'artère pulmonaire; il est surtout chargé de pourvoir à la répartition du sang dans le tronc et les membres inférieurs.

Ces conditions circulatoires se modifient un peu à l'approche de la naissance. D'après Duroziez (*Bull. Soc. Biol. 1863*, p. 279) : « Dans les derniers temps de la vie intra-utérine, il y a déjà des modifications importantes en vue de la respiration; développement des branches de l'artère pulmonaire, des veines pulmonaires; diminution des communications fœtales et surtout du trou de Galien. « Le poumon est rouge, dit Galien, il ressemble au foie » Le poumon contient donc plus de sang qu'on ne l'a dit; sans doute, il reçoit moins de sang qu'après la naissance; mais il en reçoit une notable quantité sans laquelle il ne saurait se développer et à mesure qu'il se développe, il modifie la circulation cardiaque. Les veines pulmonaires approvisionnement donc déjà largement l'oreillette gauche qui pourrait presque se passer du trou de Galien. Mais si, pendant la vie fœtale, les communications tendent à se fermer, pendant la vie extra-utérine, elles peuvent rester ouvertes; de tout ceci, rien d'absolu. »

4. *Circulation définitive.* — Après la naissance, les déterminants de l'hématose et de la nutrition sont totalement modifiés. Les vésicules pulmonaires se déplissent au contact de l'air. Les poumons, inutiles jusque là,

appellent le sang et se chargent de le vivifier. L'enfant respire. « La tranformation, dit encore Kölliker, se fait, pour ainsi dire, par un coup de baguette. La veine ombilicale et les artères ombilicales, s'oblitèrent sans aucun doute par production de thrombus à leur intérieur, ce qui arrive peut-être aussi pour le canal veineux. »

Les cavités du cœur commencent leurs fonctions définitives. L'oreillette droite ne reçoit plus que le sang veineux du corps et du foie, qu'elle transmet aux poumons par l'artère pulmonaire (petite circulation). L'oreillette gauche concentre tout le sang artériel, qui lui revient par les veines pulmonaires ; le ventricule gauche le répartit dans le corps tout entier par l'aorte (grande circulation).

Le courant ainsi dérivé rend inutile les conduits de dérivation, si importants chez le fœtus ; le trou de Galien est oblitéré par une membrane qui prolifère et finit par séparer complètement les deux oreillettes.

Le canal artériel s'oblitère quelque temps après la naissance, toujours avant le trou ovale et suivant un mécanisme que nous allons tenter maintenant d'étudier.

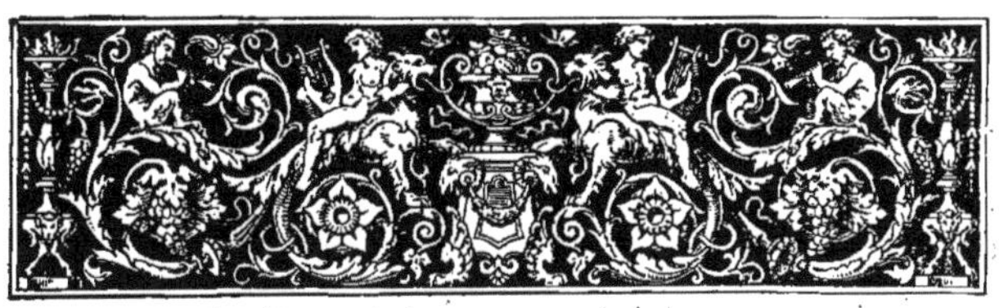

CHAPITRE V

L'oblitération du canal artériel

1. — Elle a été observée et admise dés la découverte
du canal lui-même. Galien le premier la mentionne et
admet qu'elle se fait, à peu près en même temps que le
trou ovale, au premier ou deuxième jour de la naissance.
Fallope et Vésale connaissent l'occlusion sans y insister.
Carcanus, au contraire, d'après des dissections assez
nombreuses, faites sur des fœtus humains et sur les
animaux, cherche à établir l'époque de l'oblitération. I
faut arriver jusqu'à Alvarenga, sauter de 1754 à 1869,
pour trouver des notions aussi précises et aussi scien-
tifiquement exactes que celles de Carcanus : « Le trou
ovale, dit-il, et le canal artériel ne se ferment pas
quelques jours après la naissance ; j'ai vu ces passages

fermés peu à peu ; quelques mois après j'ai examiné ce progrès soit dans le fœtus humain, soit dans les fœtus de plusieurs animaux que j'ai ouverts, les uns longtemps après qu'ils sont nés, les autres quelques jours après qu'ils sont sortis du sein de leur mère. Plus de trois mois après, je n'ai pas trouvé les passages entièrement bouchés ; les membranes du canal étaient devenues plus épaisses, mais on pouvait passer un stilet dans la cavité. »

Après lui, on trouve émises les opinions les plus diverses, mais qui sont le plus souvent étayées sur des observations solitaires ou trop peu nombreuses.

Haller dit avoir vu à l'extrémité du canal artériel une protubérance charnue en forme de cône, et encore des tubercules et de petits trous. Il l'a trouvé fermé au bout de trois jours ; mais il admet que le calibre peut persister plus longtemps (40 jours, 1 an).

Chez un nouveau-né de quelques jours, Trew vit que le canal n'avait presque rien perdu de sa capacité. Riolan admet qu'il se bouche dans les trois ou quatre premiers mois de la naissance, mais toujours après le trou ovale. (Cette assertion est exacte).

Verrheyen l'a vu perméable un mois après la naissance. Ettmuller avait une opinion assez étrange ; il s'était imaginé qu'on pouvait s'opposer à l'oblitération du canal, en gênant la respiration des enfants. « Mais, dit Senac, c'est là une opinion qui ne trouve aucun fondement dans l'expérience. Pechlin l'a combattue en disant qu'on ne pouvait arrêter la respiration sans danger dans les enfants. »

Harvey dit simplement que le trou ovale et le canal artériel se ferment dès qu'ils ne sont plus nécessaires.

Les idées les plus bizarres ont été émises ; elles partent toutes d'un principe faux tel que le calibre inégal du canal artériel, une physiologie circulatoire inexacte, etc., ou s'appuient sur des connaissances insuffisantes de l'anatomie comparée.

D'après Needham, le canal se rétrécit peu à peu en approchant de l'aorte ; et l'embouchure par laquelle il s'anastomose avec l'aorte étant beaucoup plus étroite que l'orifice qui est à la pulmonaire, rend compte du point de départ de l'oblitération.

Haller et Cheselden croient que l'établissement de la respiration entraîne des modifications dans la situation même des organes thoraciques ; le canal artériel, d'après eux, serait tiré en dehors et le cours du sang y deviendrait rétrograde.

D'après Saltzmann, la persistance du trou ovale et du canal artériel est le privilège de plusieurs familles et de plusieurs nations ;— une autre opinion rapporte qu'on note cette persistance chez les plongeurs et ceux qui s'habituent dès l'enfance à rester sous l'eau pendant quelque temps. Cornélius Consentinus va plus loin et compare la vie des plongeurs à celle des fœtus.

Seuls parmi tous les auteurs du XVIIIe siècle, Sénac et Hunauld ont une théorie assez originale, fondée sur l'observation. Nous allons la résumer :

« Dès que l'air est entré dans le tissu du poumon, les vaisseaux repliés de ce viscère se développent et s'allongent... L'impulsion qui pousse le sang dans l'artère pulmonaire le pousse nécessairement et vers le poulmon et vers le canal artériel... S'il y avait une artère transversale entre les deux artères iliaques, par exemple, qu'arriverait-il ? Comme le sang trouve une égale résistance entre les deux cuisses et dans les jambes, il est certain que le sang qui coulerait dans ces deux artères ne coulerait point dans le canal transversal que nous supposons ; un tel canal serait sans action ; mais dès qu'un vaisseau n'agit point il se rétrécit insensiblement et il se ferme, *et voilà le cas du canal artériel...* Quand le poumon est animé par l'air, la résistance diminue dans les vaisseaux pulmonaires, le sang y entre avec plus de facilité, il coule donc en moindre quantité que le canal artériel ; enfin quand la résistance que trouve le sang dans le poumon et le reste du corps est égale, il ne coule plus de sang par le canal artériel, car l'art. pulmonaire ne peut l'emporter sur l'aorte ; ce canal n'a donc plus d'action ; il doit se fermer comme l'art. ombilicale. » Autre raison, un peu spécieuse : « dès que le fœtus respire, l'action du cœur est plus vive ; le sang dilate l'aorte avec plus de force, il pousse en haut la courbure, et par conséquent le canal est tiré et allongé par cet effort ; or, c'est cette action qui, en le tirant, diminue sa cavité... L'observation démontre ce que j'avance ici. Le canal artériel est plus mince, et pour ainsi dire étranglé vers le milieu dans l'adulte, et dans le fœtus d'un mois » Les chiffres rapportés plus haut disent ce qu'il faut penser de cette dernière assertion.

Malgré tout, l'opinion de Senac est intéressante, et si nous insistons, c'est qu'elle est la première, parmi celles de tous les auteurs cités, qui vaille la peine d'être exposée ; elle contient d'ailleurs une part de vérité et a été reprise depuis sous une autre forme.

Senac dit encore : « Il y a des écrivains qui soutiennent que le canal se ferme en changeant l'angle qu'il forme avec l'aorte. Dès que le poumon s'enfle, disent-ils, ce canal est tiré par les branches de l'artère pulmonaire. Mais cette action du poumon gonflé d'air n'est pas bien prouvée ; cependant il faut avouer que le canal change de situation ; il devient transversal ; par conséquent il est tiré en arrière par la branche gauche de l'artère pulmonaire ; il faut donc nécessairement que l'extrémité du canal, l'extrémité, dis-je, qui s'insère dans l'aorte, se plie et se bouche un peu ; le tronc prend de même une autre situation sur la branche gauche de l'artère pulmonaire ; ces deux changements peuvent contribuer à arrêter le cours du sang dans ce canal..... »

D'une manière générale, les médecins ont une idée très vague ou tout à fait inexacte sur la date de l'oblitération du canal artériel ; pour le démontrer il nous suffira de rapporter les observations suivantes classées sous le titre : Persistance du canal artériel !

OBSERVATION I. — Enfant mâle cyanosé quelques jours après la naissance, mort au bout de 7 semaines. Oreillette droite gorgée de sang, parois plus épaisses qu'à l'ordinaire. Parois des ventricules très flasques, excepté celles du ventricule droit, qui aurait eu peine à loger une petite noix. Valvules de l'artère pulmonaire soudées et faisant saillie en avant ; l'orifice de l'aorte plus large qu'à l'ordinaire. Canal artériel rétréci.

(Schuler, 1810. *Diss. de Morbec cœruleo-Eniponte*).

OBSERVATION II. — Fille de 18 jours ; cœur de volume et de forme convenables ; ses cavités avaient leurs proportions accoutumées ; mais la valvule du trou ovale était si imparfaite qu'il existait une communication entre les oreillettes ; l'artère pulmonaire était relativement plus considérable, mais les branches droite et gauche avaient leur calibre ordinaire ; le canal artériel était ouvert et plus large qu'à l'ordinaire.

(Observation communiquée par English à Farre ; in : *On malformations of the human heart*. London, 1814, p. 12).

OBSERVATION III. — Chez un enfant qui a succombé au quatorzième jour de la naissance sans avoir présenté de cyanose, Ch. Gibert a trouvé le trou de Botal largement ouvert ; l'artère pulmonaire née comme à l'ordinaire du ventricule droit, se courbait à gauche après avoir fourni les artères des poumons et se continuait le long du côté gauche de la colonne vertébrale pour se terminer en bas comme l'aorte descendante qu'elle remplaçait ; l'aorte née comme de coutume du ventricule gauche s'élevait verticalement vers le cou et là se terminait par une sorte de bifurcation ; le canal artériel long et grêle n'était pas oblitéré.

(Bull. Soc. Anatomique, 1832, p. 108).

Etc., etc.

Nous avons trouvé d'autres observations de cette sorte, rapportant la non-occlusion du canal artériel... à une époque où physiologiquement, il n'est pas oblitéré.

Nous rapportons maintenant les conclusions de *Billard* (1833), sur 10 enfants de 1 an, 13 avaient le canal artériel libre et plein de sang, 4 commençaient à l'avoir oblitéré ; chez le dernier l'occlusion du trou ovale et du canal était complète (il y a d'ailleurs des exemples d'occlusion complète du trou ovale, même chez le fœtus avant la naissance).

Sur 22 enfants de trois jours, 13 avaient le canal artériel libre ; chez 6 il y avait commencement d'oblitération ; et les 3 autres l'avaient complètement fermé.

Sur 22 enfants de 3 jours, 15 avaient le canal libre ; il y avait un commencement d'oblitération chez 5, et chez les 2 autres, l'oblitération était complète.

Sur 27 enfants de 4 jours, 17 conservaient le canal artériel encore ouvert, 7 commençaient à l'avoir fermé; 3 l'avaient complètement fermé.

Sur 29 enfants de 5 jours, le canal artériel se trouvait ouvert dans 15 cas, large chez 10 et étroit chez 5. L'oblitération était incomplète sur 7 individus et complète sur les 7 autres.

Sur 20 enfants de 8 jours, 3 n'avaient pas encore le canal artériel fermé; 6 l'avaient presque fermé; chez les 11 autres l'occlusion était complète.

Sur d'autres enfants plus avancés en âge, le canal était resté perméable, douze, quinze et vingt jours après la naissance.

Longet dit seulement que le canal artériel se conserve jusqu'à la naissance et parfois quelques jours après.

Flourens, dont les observations n'ont porté que sur des enfants de 18 à 24 mois, a trouvé le canal perméable à cette époque; il est probable cependant qu'il a rencontré une série exceptionnelle, ou bien qu'il a considéré comme non fermés des ligaments présentant à la coupe la petite lumière centrale qu'on observe toujours.

Béclard affirme que l'occlusion s'effectue dans les trois ou quatre premiers jours de la vie; l'assertion de *de Almagro* est encore plus nette; pour lui, le ligament artériel existe toujours à la fin du premier mois.

Bernutz admet que l'oblitération se produit dans les quinze premiers jours de la vie extra-utérine et qu'on doit considérer comme anormaux les faits dans lesquels le travail d'occlusion ne s'effectue que trois semaines après la naissance ; il croit cependant avec Billard que le travail physiologique de l'oblitération peut se produire dès le premier jour de la naissance. « Pour compléter la statistique de Billard, dit-il, qui s'arrête au huitième jour, j'ai eu recours à l'obligeance de mon collègue Labric ; il résulte des recherches qui ont été faites avec le plus grand soin par son interne, Brière, que sur 21 enfants morts du dixième au vingtième jour de la naissance, le canal artériel était complètement oblitéré chez 14, mais qu'il restait encore plus ou moins perméable chez 7. Après le vingtième jour, l'imperméabilité devient exceptionnelle ; elle n'a été observée à l'hospice des Enfants-Trouvés dans le délai précité, c'est-à-dire sur 38 autopsies que chez deux enfants morts, l'un le vingt-septième et l'autre le trente-septième jour de la naissance. Dans ces deux faits, on trouvait très avancé le travail d'oblitération (1).

A la suite de ces observations, Bernutz formule d'ailleurs des réserves ; « Le canal artériel et le trou de Botal s'oblitèrent à peu près à la même époque ; on les trouve habituellement persistants dans les cas de simple retard de l'occlusion physiologique du canal; par conséquent on ne doit pas, un mois ou six semaines après la naissance, lorsqu'il n'y a pas d'autre malforma-

---

(1) J'ai trouvé, dit Thore, comme Billard, chez un très grand nombre d'enfants, que les ouvertures fœtales sont rarement oblitérées avant le quatrième ou cinquième jour après la naissance, mais que souvent on les trouve encore libres au bout de douze ou quinze jours ; une fois même, j'ai trouvé le canal artériel traversé par un pertuis central chez un enfant de six semaines, sans qu'on n'ait pu noter le moindre trouble de la circulation. » (*Arch. génér. de méd.*, 1850, p. 39).

tion du cœur, conclure de la persistance de ces deux dispositions que l'enfant s'il eût vécu eut été affecté de *maladie bleue* ».

Nous rapporterons plus loin le résumé des importantes recherches d'*Alvarenga* qui portent sur cent-trente cas, et les conclusions personnelles d'après 71 autopsies.

Nous voyons en définitive que l'époque d'oblitération du canal artériel est très discutée, comme tout ce qui concerne le canal artériel, d'ailleurs; il est probable que les variations individuelles, d'une part, la différence d'appréciation des observateurs, d'autre part, peuvent expliquer les résultats différents, et il serait hasardeux de vouloir tirer une idée éénérale d'opinions aussi contradictoires.

Nous allons examiner maintenant à quelle époque le canal artériel s'oblitère chez les animaux, après avoir mentionné rapidement les espèces chez lesquelles on a observé sa persistance physiologique.

L'oblitération chez les animaux

2. On trouve dans les auteurs du XVIIIe siècle, à propos du canal artériel chez les animaux et de son oblitération, des idées erronnées qui correspondent à leurs connaissances incomplètes en anatomie comparée. Nous ne les rapporterons pas ici.

Les auteurs sont peu nombreux qui parlent de l'occlusion du canal artériel chez les animaux ; d'autre part une étude de cette sorte, pour être complète, demanderait un temps considérable et des éléments dont nous ne disposons pas. Nous nous contenterons donc de fonder nos conclusions sur les seules recherches de Flourens, Balfour et Goubaux, faites surtout sur les animaux domestiques.

a) Poissons. — La disposition primitive des troncs artériels se conserve chez eux avec quelques modifications. Les vaisseaux se divisent en artères branchiales qui apportent aux branchies le sang venant du tronc artériel, et en veines branchiales qui transportent le sang dans l'aorte dorsale.

b) Amphibiens. — La disposition précédente subsiste presque intégralement (au moins chez l'embryon), excepté chez les caducibranches. Ceux-ci ont leurs branchies atrophiées et l'on note des modifications correspondantes de l'appareil vasculaire. « Le reste de l'artère hyoïdienne se continue tout entier dans l'artère linguale. La première artère branchiale se produit surtout dans la carotide et autres vaisseaux céphaliques ; mais le tronc qui s'unissait originellement à l'aorte dorsale laisse un reste étroit et grêle, que l'on désigne sous le nom de ductus Botalli (conduit de Botal) sur son trajet est un réseau admirable, reste de la branchie primitive. » (Balfour). Ce vaisseau anastomotique ne correspond pas exactement au canal artériel, qui est situé plus bas, et reste persistant chez les caducibranches. « La seconde et la troisième artère branchiale se continuent sous la forme de troncs simples, tandis que le sang du quatrième arc se rend surtout aux poumons ; mais un étroit conduit de Botal unit encore cet arc à l'aorte dorsale. »

On trouve donc ici deux conduits de Botal persistants; le premier représente la première artère branchiale devenue inutile par la présence des poumons ; le second correspond au canal artériel, tel qu'on le comprend dans l'espèce humaine.

c) *Reptiles.* — Le tronc qui réunit le troisième arc artériel au système de l'aorte dorsale persiste chez quelques reptiles comme conduit de Botal.

Le segment du cinquième arc compris de chaque côté entre l'origine de l'artère pulmonaire et le système de l'aorte persiste comme canal artériel pendant toute la vie embryonnaire chez les Lacertiens et les crododiliens et pendant toute la vie aérienne chez les chéloniens.

d) *Oiseaux.* — Nous n'avons trouvé aucun renseignement sur l'occlusion du canal dans cette classe de vertébrés ; nous savons seulement qu'il s'oblitère après la naissance.

e) *Mammifères.* — D'une manière générale, nous savons que le canal artériel, chez tous les mammifères, est unique, fait communiquer l'artère pulmonaire et l'aorte, sert seulement pendant la vie fœtale et s'oblitère à une époque variable, après la naissance, en laissant comme trace de son existence un cordon plein, le ligament artériel.

Nous allons maintenant entrer dans le détail, et d'après Flourens et Goubaux, voir à quel moment il s'oblitère chez quelques animaux examinés spécialement.

A. *Solipèdes domestiques.* — Chez le cheval, le canal artériel situé à peu de distance en avant de la division de l'artère pulmonaire en deux branches, est au moins aussi gros que le tronc de l'artère pulmonaire lui-même. Il s'ouvre sur la paroi inférieure et gauche de l'aorte postérieure et présente à ce niveau une sorte d'éperon qui sépare la cavité de l'aorte de l'embouchure du canal. L'oblitération a lieu à une époque variable (généralement dans le premier mois), mais toujours postérieure à celle de l'occlusion du trou ovale (Goubaux). C'est donc le contraire de ce qu'on observe chez l'homme.

L'oblitération se fait d'abord avec les extrémités et non pas à partir de la partie moyenne de sa longueur ; ce fait est constaté par les coupes pratiquées en séries, perpendiculairement à sa direction. Les parois s'épaisissent, se condensent, la lumière se bouche et la transformation en ligament artériel s'effectue.

B. — Ruminants domestiques. — Espèce bovine : Chez le fœtus le canal est très largement ouvert et établit une communication entre l'artère pulmonaire et l'aorte postérieure. On trouve encore la trace du calibre chez le veau de trente-neuf jours. — Sur les animaux de deux, quatre, neuf et quinze ans, le ligament artériel, partout et parfaitement oblitéré, présente le volume d'un crayon ordinaire.

Espèce ovine : Abouchement et direction ordinaires du canal artériel. Largement ouvert à la naissance chez les agneaux et les chèvres, on trouve vers l'âge de cinq mois un simple cordon de forme à peu près cylindrique sans trace de canal à la partie centrale.

Espèce porcine : Le canal est oblitéré à la sixième semaine ; on trouve à cette époque, dans l'aorte postérieure et la pulmonaire le point de communication avec ces vaisseaux; à la coupe on trouve parfois une petite lumière centrale permettant l'introduction d'un stylet,

C. — Carnassiers. — Espèce canine. — La date de l'oblitération est très variable.

OBSERVATION I. — Chien de 60 heures. L'occlusion est presque complète, les parois du canal épaissies.

OBSERVATION II. — Chienne de 14 jours. Canal ouvert dans toute sa longueur.

OBSERVATION III. — Chienne de 14 jours. Canal très étroit, mais perméable.

OBSERVATIONS IV et V. — Chiens de 15 jours. Canal ouvert à une de ses extrémités. Parois très épaissies. Petite lumière centrale à la coupe.

OBSERVATION VI. — Chienne de 17 jours. Canal ouvert dans toute sa longueur ; parois épaissies.

OBSERVATION VII. — Chien de 17 jours. Petite lumière centrale.

OBSERVATION VIII. — Chienne de 38 jours. Canal fermé à ses extrémités, ouvert à sa partie moyenne.

Oblitération complète chez les chiens de trente-neuf jours, quarante et un jours, deux ans, cinq ans, huit ans (Goubaux), complète à trente-six jours (Flourens).

Eespèce féline : L'oblitération semble s'effectuer assez rapidement.

D. — Rongeurs. — D'après Flourens, le canal est oblitéré chez le lapin vingt-six jours après sa naissance.

Chez le rat adulte, nous avons trouvé le ligament artériel dirigé horizontalement à gauche : il naît, comme chez l'homme, à gauche de la bifurcation, et après 3 millimètres, aborde l'aorte au-dessous de l'origine de la sous-clavière. Il est sous tendu par le récurrent.

Chez tous les animaux examinés par lui, *Goubaux* a retrouvé, après l'oblitération, la trace des orifices par lesquels le canal artériel était en communication avec les vaisseaux ; du côté de l'aorte postérieure, un petit enfoncement limité par un repli transversal; du côté de la pulmonaire une sorte de petite cicatrice.

Voici ses conclusions à propos du mécanisme de l'oblitération : « Le canal paraît s'oblitérer d'abord à ses extrémités, c'est-à-dire du côté de son origine et du côté de sa terminaison, et en dernier lieu dans sa partie moyenne. Il arrive même que le canal artériel n'a plus aucune communication, ni avec l'artère pulmonaire, ni avec l'aorte postérieure et qu'on rencontre encore son calibre dans sa partie moyenne.

« Dès que le canal ne livre plus passage au sang, ou plutôt à mesure que diminue la quantité de sang qui passe par le canal artériel, ce canal revient sur lui-même, sans doute par la propre élasticité de ses parois, car alors celles-ci deviennent beaucoup plus épaisses qu'elles n'étaient d'abord. Elles sont dans ce cas, plus épaisses que celles du tronc de l'artère pulmonaire et peu à peu le canal artériel, sous l'influence de son oblitération, arrive à ne plus former qu'une sorte de ligament imper-foré, qui unit l'artère pulmonaire à l'aorte postérieure. »

Flourens avait défendu une opinion absolument opposée ; il avançait que le canal artériel paraît se for-mer d'abord dans sa partie moyenne et que les deux extrémités restent encore ouvertes assez longtemps après que le canal est oblitéré à sa partie moyenne.

3. — Date de l'oblitération chez l'homme.

En réunissant les observations de Billard, Bernutz et Alvarenga, on peut faire le tableau suivant :

AGES des ENFANTS OBSERVÉS	BILLARD			BERNUTZ			ALVARENGA			En résumé		
	NOMBRE DE CAS	OBLITÉRATION	NON OBLITÉRATION	NOMBRE DE CAS	OBLITÉRATION	NON OBLITÉRATION	NOMBRE DE CAS	OBLITÉRATION	NON OBLITÉRATION	NOMBRE DE CAS	OBLITÉRATION	NON OBLITÉRATION
Enfants de 1 jour	18	1	17				16	»	16	34	1	33
Enfants de 2 jours	22	3	19				»	»	»	22	3	19
Enfants de 3 jours	22	2	20									
Enfants de 4 jours	27	3	24				2	»	2	101	23	78
Enfants de 5 jours	29	7	22	»	»	»						
Enfants de 8 jours	20	11	9				1	»	1			
De 8 à 11 jours	»	»	»				5	»	5			
De 11 à 14 jours	1	»	1	21	14	7	6	»	6			
De 14 à 17 jours	1	»	1				7		7			
De 17 à 20 jours	»	»	»				8		8			
De 20 à 23 jours	1	»	1			»	3		3	49	14	35
De 23 à 26 jours	»	»	»			»	4	»	4			
De 26 à 29 jours	»	»	»	38	Après le vingtième jour (30e) la perméabilité devient exceptionnelle.	1	2	»	2			
De 29 à 30 jours	»	»	»			»	19	1	18			
De 30 à 45 jours	»	»	»			1	17	»	17			
De 45 à 60 jours	»	»	»			»	8	1	7	92	38	54
De 2 à 2 mois 1/2	»	»	»	»		»	6	1	5	6	1	5
De 2 mois 1/2 à 3 mois	»	»	»	»		»	8	4	4	8	4	4
De 3 à 3 mois 1/2	»	»	»	»		»	5	2	3	5	2	3
De 3 1/2 à 4 mois	»	»	»	»		»	4	1	3	4	1	3
De 9 mois 1/2	»	»	»	»		»	1	1	»	1	1	»
De 12 à 18 mois	»	»	»	»	»	»	3	3	»	3	3	»
De 2 ans	»	»	»	»	»	»	2	»	2	2		2
De 4 ans	»	»	»	»	»	»	1	1	»	1	1	
De 4 ans 1/2	»	»	»	»	»	»	1	»	1	1		1
De 12 ans	»	»	»	»	»	»	1	1	»	1	1	
Total	141	27	114	59	50	9	130	16	114	330	93	237

Voici maintenant le résultat de nos observations.

Sur onze mort-nés, la perméabilité du canal était complète, les parois n'étaient pas épaissies (observations 9 à 19). Sur quelques-uns on observait cependant une sorte de froncement de la tunique interne, réparti sur toute la circonférence du vaisseau. Dans tous les cas, le calibre était très dilatable et avait largement laissé passer l'injection dans les cas où elle avait préalablement été faite.

OBSERVATION XX. — Enfant de 4 jours. Perméabilité complète ; l'extrémité supérieure était un peu plissée au niveau du passage du nerf récurrent.

OBSERVATION XXI. — Enfant f. de 7 jours. L'oblitération n'est pas effectuée ; la lumière admet aisément une grosse sonde cannelée.

OBSERVATION XXII. — Enfant m. de 7 jours. Pas trace d'occlusion du canal qui est gorgé de sang.

OBSERVATION XXIII. — Mort-né f. Canal largement perméable dans toute son étendue.

OBSERVATION XXIV. — Enfant f. de 11 jours. La ^{t}unique interne est tellement épaissie que l'oblitération semble complète ; mais on trouve encore une petite lumière centrale.

OBSERVATION XXV. — Enfant f., 20 jours. L'occlusion semble complète. A l'œil nu, on trouve la tunique interne très épaissie, mesurant environ 1/3 mm. sur toute la circonférence.

OBSERVATION XXVI. — Enfant f., 20 jours. L'oblitération semble complète ; on trouve aux deux extrémités les orifices infundibuliformes.

OBSERVATION XXVII. — Enfant m., 1 mois. Les parois épaissies donnent au vaisseau la consistance d'un cordon qui roule sous le doigt ; mais il reste dans toute son étendue une petite lumière centrale.

OBSERVATION XXVIII. — Enfant m, 40 jours. L'oblitération semble complète.

OBSERVATION XXIX. — Enfant f., 2 mois. Dilatation générale, anévrysmatique des parois vers la pulmonaire. Le canal est oblitéré en son centre ; il reste seulement un léger enfoncement vers la pulmonaire.

OBSERVATION XXX. — Enfant de 28 jours (mais né au septième mois de la grossesse). Canal perméable dans toute sa longueur. Orifices : peu considérable vers la pulmonaire, plus large vers l'aorte, où on peut introduire un stylet sur une longueur de 5 mm.

Observation XXXI. — Enfant m., 3 mois. Imperméabilité centrale. L'oblitération n'est pas effectuée du côté de l'aorte.

Observations XXXII et XXXIII. — Enfants m., 3 mois. L'oblitération semble complète.

Observation XXXIV. — Enfant, 4 mois 1/2. Pas d'oblitération proprement dite; on trouve au milieu de la condensation de la tunique interne une petite lumière, diminuée encore par le rapprochement des parois.

Observation XXXV. — Enfant f., 5 mois. L'oblitération est incomplète vers la pulmonaire.

Observation XXXVI. — Enfant f., 5 mois. Oblitération complète.

Observation XXXVIII. — Enfant m., 6 mois. Oblitération.

Observations XXXVII, XXXIX et XL. — 3 enfants de 7 mois. Oblitération.

Observation XLI. — Enfant m., 8 mois. Le canal artériel est persistant dans toute sa longueur et livre facilement passage à une sonde cannelée ou à une injection colorée poussée faiblement. L'aorte étant ouverte par son bord convexe, on trouve un orifice infundibuliforme, de 1 mm. environ de diamètre ; du côté de la pulmonaire, orifice froncé de 1 mm.5 de diamètre. Le canal artériel, par sa direction presque parallèle au bord concave de la crosse, détermine sur la paroi interne de celle-ci la formation d'un éperon. Le trou ovale est oblitéré.

Observation XLIII. — Enfant m., 8 mois. Le canal est oblitéré incomplètement et seulement du côté de l'aorte. Du côté de la pulmonaire, perméabilité sur une longueur de 7 mm.

Observations XLII, XLIV et XLV. — 3 enfants de 8 mois. Oblitération.

Observations XLVI et XLVII. — 2 enfants de 10 mois. Oblitération.

Observations XLVIII, XLIX, L et LI. — Enfants de 12, 14, 18 et 20 mois oblitération.

Observation LII. — Enfant m., 20 mois. Les orifices aortique et pulmonaire sont assez larges, il persiste une légère lumière centrale.

Observations LIII, LIV et LV. — 1 enfant de 22 mois, 2 de 3 ans 1/2. Oblitération.

Observation LVI. — Enfant m., 4 ans. L'oblitération est incomplète, du côté de l'aorte, on trouve un orifice large de 3 mm de diamètre, qui donne accès dans le canal sur une longueur de 4 mm.

Observation LVII. — Enfant m., 4 ans 1/2. L'occlusion est incomplète du côté de l'aorte.

Observations LVIII, LIX et LX. — 2 enfants de 5 ans, 1 de 8 ans. Oblitération complète.

On peut résumer ces observations dans le tableau suivant :

AGES DES SUJETS OBSERVÉS	NOMBRE DES CAS	CANAL ARTÉRIEL		
		NON OBLITÉRÉ	Incomplètement oblitéré	OBLITÉRÉ
Morts-nés	12	12	—	—
Enfant de 4 jours	1	1	—	—
Enfants de 7 jours	2	2	—	—
Enfant de 11 jours	1	—	1	—
Enfants de 20 jours	2	—	—	2
Enfant de 28 jours	1	1	—	—
Enfant de 1 mois	1	1	—	—
Enfant de 40 jours	1	—	—	1
Enfant de 2 mois	1	—	1	—
Enfants de 3 mois	3	—	1	2
Enfant de 4 mois 1/2	1	1	—	—
Enfants de 5 mois	2	—	1	1
Enfant de 6 mois	1	—	—	1
Enfants de 7 mois	3	—	—	3
Enfants de 8 mois	5	1	1	3
Enfants de 10 mois	2	—	—	2
Enfant de 12 mois	1	—	—	1
Enfaut de 14 mois	1	—	—	1
Enfant de 18 mois	1	—	—	1
Enfants de 20 mois	2	1	—	1
Enfant de 22 mois	1	—	—	1
Enfants de 3 ans 1/2	2	—	—	2
Enfant de 4 ans	1	—	1	—
Enfant de 4 ans 1/2	1	—	1	—
Enfant de 5 ans	1	—	—	1
Enfant de 8 ans	1	—	—	1
TOTAL	51	20	7	24

Quelles conclusions peut-on formuler d'après ces différentes observations ?

Il nous semble d'abord que les observations de Billard sont trop exclusives et paraissent avoir été la conséquence d'une idée préconçue. Jamais le canal artériel n'est oblitéré à la naissance ou dans les premiers jours: nous n'avançons pas ce fait d'après le petit nombre d'observations que nous rapportons ici; mais bien d'après toutes les autopsies d'enfants — environ cent cinquante que nous avons eu l'occasion de faire depuis trois ans, alors que le canal artériel ne nous occupait pas encore spécialement. L'opinion de Billard, bien qu'elle soit fondée sur cent quarante-un cas, chiffre considérable, se rapproche tout simplement de celle des auteurs qui n'ont pas observé ou qui se sont fait une opinion personnelle d'après des recherches incomplètes, et il nous semble qu'il ne faut pas attacher plus d'importance à ses conclusions qu'à celles de Galien, Riolan, Haller, Longet, Béclard ou Almagro.

Les idées de Bernetz sont plus précises, et en thèse générale, on peut admettre que l'oblitération commence dans les quinze premiers jours et qu'elle est souvent effectuée à la fin du premier mois ; mais d'autre part, ces idées sont un peu exclusives, et nous comprenons très bien qu'Alvarenga n'ait pas trouvé le canal oblitéré avant le trentième jour. De là à admettre « que de l'âge de 30 à 45 jours, il n'y eut aucun cas d'oblitération sur les dix-sept cœurs observés, que de 45 à 60 jours, l'occlusion fut constatée une seule fois sur huit cas, que de l'âge de deux à deux mois et demi le canal fut rencontré oblitéré sur les six cas observés, que dès l'âge de deux ans et demi l'occlusion du canal fut plus fréquente, etc.» (voir Alvarenga), il y a une notable différence, et nos observations ne concordent pas du tout ; il nous semble que l'opinion exacte est dans un juste milieu, entre l'opinion restrictive de Bernutz et celle trop large d'Alvarenga. On peut admettre : 1° que l'oblitération met un certain temps à s'effectuer complètement et qu'elle est rarement définitive avant le quarantième jour ; 2° que les cas les plus tardifs de perméabilité sont rares ; dans tous les cas où, à partir de 40 jours, nous avons vu le canal artériel perméable (sauf dans l'obs. 41) sa lumière était tellement étroite que le passage du sang y était impossible ; 3° que *toujours*, même quand on trouve, à l'œil nu, une oblitération complète, on observe à l'examen microscopique une lumière centrale, vestige du calibre du vaisseau, assez petite, mais constante.

Conclusions anatomiques.

Au point de vue purement anatomique, on peut accorder à Alvarenga que la perméabilité persiste assez tard, si l'on concède un rôle quelconque à une lumière filiforme, et si l'on veut s'arrêter à un cul-de-sac vasculaire plus ou moins profond communiquant soit avec l'aorte soit avec la pulmonaire.

Il nous semble plus juste de considérer que l'organe finit là ou s'arrête sa fonction et que le canal artériel n'existe plus du jour même où il ne sert plus de voie de passage au sang.

A un autre point de vue, les observations macroscopiques, semblent, à priori, autoriser à conclure que l'oblitération du canal artériel commence par la pulmonaire. Goubaux s'est contenté de cet examen superficiel chez les animaux quand il a émis les idées que nous avons rapportées plus haut. C'est en effet du côté de la pulmonaire que par la dissection on observe d'abord la condensation des parois, l'épaisissement de la tunique interne et la diminution du calibre ; de même plus tard, c'est généralement du côté de l'aorte que l'oblitération reste incomplète et qu'on peut introduire encore un stylet. même à une époque déjà avancée de la vie (cinq mois).

Mais d'autre part, il suffit d'une seule observation (Obs. 43) pour mettre le doute dans l'esprit, et pour soutenir une opinion absolument opposée, à savoir que l'occlusion commence du côté de l'aorte.

Il convient donc, dans le cas qui nous occupe, de ne pas se fonder du tout sur l'examen macroscopique et attendre, pour se faire une idée, qu'on ait recueilli un faisceau de preuves suffisant avec le microscope. C'est ce que nous essayerons de faire plus loin.

Conclusions physiologiques.

Le développement peu considérable des poumons chez le fœtus, l'inertie fonctionnelle de ces organes rend compte, d'une part du faible volume des artères pulmonaires, d'autre part fait comprendre toute l'importance du canal artériel. C'est ce vaisseau qui transmet à l'aorte, le sang qui arrive dans l'oreillette et le ventricule droits des veines caves, est lancé dans la pulmonaire, et va ensuite se répartir dans le tronc et les membres inférieurs.

Dès que l'enfant arrive à la vie extérieure, le poumon qui se remplit d'air a besoin d'un afflux de sang considérable qui explique le développement assez rapide des branches pulmonaires. Déjà, à la fin de la vie intra-utérine, il existe un antagonisme relatif entre les quantités de sang projetées dans l'aorte descendante par l'artère pulmonaire et par la crosse de l'aorte. Cet antagonisme n'a plus sa raison d'être après l'établissement de la respiration, et le rôle du canal artériel est terminé. Le sang qui arrive dans l'aorte, d'une part, celui qui est lancé dans la pulmonaire, d'autre part, vont dans des directions différentes, et l'appel incessant du poumon rend l'autonomie des deux vaisseaux plus complète et augmente leur expansion dans la cavité thoracique. Ce sont les conditions mécaniques de la respiration qui sont avant tout les agents du développement de la circulation pulmonaire, partant de l'élargissement des vaisseaux sanguins des poumons.

Est-ce à dire que le canal artériel cesse immédiatement de fonctionner? Nous ne le pensons pas; on le trouve d'ailleurs gorgé de sang au quatrième, sixième, dixième jour après la naissance. Mais si le sang y arrive encore, la circulation y est certainement moindre, et son rôle dans ce cas, appelle immédiatement à l'esprit la comparaison de l'anévrysme, dont on comprime l'artère en amont, et qui s'oblitère spontanément.

Du moment où le sang stagne dans le canal artériel, ses parois s'épaississent, sa tunique interne prolifère, sa lumière diminue, et l'on peut considérer que son rôle physiologique est terminé dès qu'il commence à s'oblitérer. A ce moment, la persistance d'une lumière plus ou moins perméable n'a plus qu'un intérêt et une importance relatifs, et peu importe, au point de vue du bon fonctionnement de l'appareil circulatoire, que le canal soit encore perméable, dès l'instant que ses parois ont commencé à se condenser.

Conclusions médico-légales

Dans les questions accessoires relatives à l'infanticide, le canal artériel peut avoir son importance dans la détermination de l'âge.

« Les signes qui peuvent indiquer l'âge, dit Lutaud, reposent principalement sur l'exfoliation de la peau, l'expulsion du méconium, la chute du cordon ombilical et l'oblitération des vaisseaux ombilicaux, du canal veineux, du trou de Botal et du canal artériel... »

« Avant la respiration, le canal artériel a 14 mill. de longueur; il est cylindrique et présente un diamètre égal à celui de chacune des branches de l'art. pulmonaire. »

A l'âge de deux jours « le canal artériel commence à s'oblitérer, les artères ombilicales se rétrécissent.

« Du quatrième au sixième jour, le trou de Botal est encore libre dans la moitié des cas, les artères et veines ombilicales et le canal artériel sont oblitérés.

« Du sixième au douzième jour, les artères, la veine, le canal artériel et le trou de Botal sont oblitérés. »

On peut voir par cet aperçu que M. Lutaud a des idées un peu exclusives et légèrement inexactes sur le canal artériel.

M. Vibert est moins affirmatif : « l'oblitération, dit-il, s'opère comme celle du trou de Botal en un temps variable ; il est rare qu'elle soit complète avant la fin du premier mois. »

Pour notre part, nous ne répéterons pas ce que nous avons dit plus haut sur la date d'oblitération ; mais il nous semble assez difficile de vouloir affirmer l'âge d'un enfant d'après l'état de son canal artériel ; et dans tous les cas, on ne peut, en se fondant sur ce seul point, qu'émettre une réponse évasive ; l'âge ne pourra jamais être fixé d'une manière précise par ce moyen, et l'on ne peut espérer en tirer aucun éclaircissement profitable.

4. Mécanisme de l'oblitération du canal artériel. — Discussion anatomique.

Nous mentionnerons simplement les théories anciennes de *Vater* qui admettait qu'une substance médullaire était placée dans le canal et l'oblitérait, et de *Haller* qui croyait à l'occlusion par de certaines masses polypeuses.

Nous verrons successivement les diverses idées émises en les réunissant sous quatre désignations :

- *a.* th. inflammatoire.
- *b.* th. anatomique.
- *c.* th. physiologique.

Nous insisterons enfin sur la dernière *d* th. anatomo-physiologique de Schanz.

a. Théorie inflammatoire. — (Bernutz, Dumontpallier). On conçoit facilement que les divers auteurs aient cherché une analogie entre les processus inflammatoires qui aboutissent à l'oblitération des vaisseaux en général, des anévrysmes en particulier et l'occlusion physiologique du canal artériel.

Pour soutenir cette théorie, il fallait partir de faits bien connus et exacts, mais les appuyer sur des données fausses : (1° la structure du sac anévrysmal est analogue à celle de la tunique interne modifiée par l'endartérite ; sa tunique moyenne ne présente plus que quelques îlots irréguliers ; 2° le sang exposé à l'air ou mis en présence d'une tunique interne altérée subit une modification du sérum qui aboutit à la coagulation ; 3° les conditions mécaniques de la circulation sont modifiées après la naissance).

Le ralentissement de la circulation a pour effet de retrécir le calibre des vaisseaux par l'adjonction d'une nouvelle tunique constituée par les leucocytes ; répoussés à la périphérie du courant vasculaire, ils tendent en raison de leur viscosité à adhérer à la paroi, dans les conditions physiologiques. « Quand la circulation se ralentit, ce phénomène est plus accusé, et l'on voit ces globules former excentriquement une couche dont les mouvements se ralentissent de plus en plus, sans s'arrêter cependant ; elle forme comme une enveloppe supplémentaire au courant central des globules rouges. (Hallopeau).

Il était simple de supposer que quand ce ralentissement persiste et augmente, le calibre du vaisseau va en diminuant, et que les leucocytes, n'étant plus balayés par le courant sanguin, peuvent s'organiser et former du tissu conjonctif embryonnaire.

Mais il eut fallu démontrer la présence d'un thrombus blanc ; et celui-ci ne se forme que lorsque la circulation persiste, en partie du moins. C'est ce que l'on n'a pas fait. De plus, il est exceptionnel que la coagulation se limite exclusivement au niveau du point lésé ; car le caillot primitif forme, en général, un centre attractif pour le sang, qui a pour résultat la naissance d'un thrombus par propagation ; celui-ci aurait nécessairement déterminé des lésions secondaires du côté de l'aorte et de l'artère pulmonaire. Si tant est qu'il existe, on doit donc considérer ce processus comme exceptionnel. Et si l'on concède une grande importance aux modifications de la circulation qui surviennent après la naissance, on se trouve dans la nécessité d'admettre la théorie — reconnue fausse — des tromboses dites marastiques de Virchow. Nous verrons d'ailleurs plus loin, qu'à propos du canal artériel, cet auteur a une théorie particulière.

On trouve enfin, à propos du canal artériel les divers arguments qui ont été invoqués a propos des anévrysmes : compression causée par le sac de l'artère elle-même soit au-dessus, soit au-dessous de l'orifice anévrysmal, oblitération du sac à l'aide de caillots fibrineux avec ou sans perméabilité de l'artère (Hodgson) ; comparaison des artères par le sang extravasé (Cooper) ; inflammation et oblitération par dépôt de lymphe plastique organisée (Crisp) ; fragment détaché des caillots fibrineux pouvant, en se portant dans l'orifice anévrysmal, l'oblitérer et intercepter la circulation (Richter) ; oblitération par les caillots fibrineux. Formation de couches lamelleuses qui les remplissent et finissent par s'amasser dans l'artère jusqu'aux ramifications les plus importantes; processus suivi de rétraction du coagulum (Richet) ; etc.

L'analogie est plus complète encore, si l'on veut bien se rappeler que dans le cas d'anévrysmes guéris, on trouve une substance fibrineuse, feuilletée et condensée, constituée, en dehors par des couches minces et résistantes, à la partie centrale, par un stratum plus épais et plus mou ; — les couches fibrineuses ferment peu à peu l'orifice de l'anévrysme au moment où l'oblitération s'achève; — de plus, dans la plupart des autopsies, on trouve la trace du sac guéri sous forme de bandes fibreuses (Bellingham) ou bien l'artère est convertie en cordon ligamenteux (Ribes).

Quoi de plus naturel alors qu'on parte du principe de Broca : « L'oblitération des artères n'a jamais lieu par l'adhérence de leurs parois », et qu'on admette pour le canal artériel comme pour les anévrysmes, deux modes d'oblitération : 1° oblitération isolée, le vaisseau conservant sa perméabilité ; 2° l'oblitération simultanée du sac et de l'artère ?

« Dans le plus grand nombre des cas, dit *Bernutz*, les parois vasculaires ne sont pas le siége d'une simple hypertrophie, mais d'un travail organique tout particulier.... Le canal artériel devient, pour s'oblitérer, le siége d'un travail complexe, qui, *sous beaucoup de rapports, rappelle celui qu'on observe dans l'inflammation des artères.*

Ce qu'il y a de plus remarquable dans ce travail, qui s'accompagne parfois d'une injection considérable de la membrane externe, de la friabilité de la membrane moyenne et quelquefois d'exulcérations de la tunique interne, c'est le *dépôt* à la surface, de cette dernière membrane, d'*une couche fibrineuse d'un blanc jaunâtre qui double l'épaisseur des parois vasculaires;* d'où il résulte que ces parois ont pu paraître, à un examen superficiel, simplement hypertrophiées, mais qu'on ne cherchait pas à séparer la néo-membrane de la surface interne du vaisseau à laquelle elle est plus ou moins adhérente. Cette fausse membrane, tantôt plus épaisse dans certains points que dans d'autres, projette dans l'intérieur du vaisseau des lamelles pseudo-membraneuses, qui vont à la rencontre les unes des autres, adhérant entre elles et amenant l'oblitération partielle d'abord, puis générale du canal artériel, qui finit ultérieurement par se convertir en un cordon ligamenteux ».

Nous avons tenu à rapporter cette théorie toute entière pour bien montrer son analogie avec le processus indiqué plus haut.

Dumontpallier, avant Bernutz, avait admis aussi que l'occlusion du canal artériel était de nature inflammatoire.

B. — *Théorie anatomique.* — *Compression du canal artériel par les organes voisins* (King, Chevers, Vidal, Goubaux). — Nous avons vu que Schanz admet des modifications profondes, après la naissance, dans la topographie des organes thoraciques intéressant surtout le poumon et les vaisseaux. Il ne faut donc pas s'étonner outre mesure que des observateurs, négligeant le microscope, en aient fait le fondement de leurs théories,

King croit que la *dilatation de la bronche gauche* au moment de l'établissement de la respiration est capable de comprimer le canal artériel qui est à cheval au-dessus d'elle. *Goubaux* pense de même : « Je ne puis pas dire que l'opinion qui consiste à admettre que l'oblitération du canal artériel serait le résultat de la pression qu'il supporte de la part de la bronche gauche, dès que la respiration est établie, ne me paraît pas exacte. En effet, le canal artériel m'a toujours paru situé en arrière de cette bronche. Or, s'il n'y a pas de rapport direct entre ces parties, comment l'une supporterait-elle la pression de l'autre ? »

Norman Chevers pense que par un mécanisme analogue, la *tension du nerf récurrent*, après la naissance peut amener la fermeture de la lumière du canal et son occlusion consécutive.

Vidal — 1857 soutient une opinion semblable; « après la naissance, le larynx s'élève, et cette élévation agissant sur le nerf laryngé récurrent, en resserre l'anse, d'où compression du canal artériel et par suite oblitération.»

Cette opinion a été battue en brèche par *Virchow* qui fait remarquer avec raison que ce n'est pas là le rôle d'un nerf aussi important. — Du travail de Chevers, il faut cependant faire ressortir cette idée que l'occlusion commence avec les premières inspirations et que pour ce motif, elle pourrait bien être tout simplement mécanique.

b. Modification des tuniques du canal artériel (Cruveilhier-Trew — Billard, Flourens, Langer).

Cruveilhier pense que l'occlusion est produite par

adhérence pseudo-membraneuse de la tunique interne
(nous avons vu que Broca n'admettait pas ce processus),
ou rarement par la formation d'un bouchon vasculaire.

Il semble que *Trew* — 1736 — avait déjà observé les
modifications de la tunique interne : « *Hiatus foraminis
ovalis atque canalis arteriosi clauditur et mutatione partium eos componentium* »... *et spécialement pour le canal :
« auctione tunicarum interiora versus..* »

Billard pense à une sorte d'hypertrophie des parois,
qui sans diminuer en apparence la grosseur du vaisseau
en retrécit seulement le calibre ; de sorte, dit-il, qu'on
peut comparer le canal artériel oblitéré à un tuyau de
pipe dont la cassure est fort épaisse et n'offre à son
canal qu'un pertuis de petit calibre. Cette description
se rapporte au moment où le canal présente encore une
petite lumière centrale.

Flourens avance que la condensation des parois commence à la partie moyenne du canal.

Langer, 1857, établit d'abord, par des recherches
microscopiques, les différences de structure entre le
canal, l'aorte et la pulmonaire. D'après lui, on trouvé
au voisinage de la tunique interne des étranglements
longitudinaux des noyaux ; ceux-ci sont considérablement multipliés, et de ce fait la paroi tout entière
est plus épaisse que celle de l'aorte et de la pulmonaire,
et la surface interne de tout le canal a un aspect ridé.
Le tissu élastique ne concourt pas à l'oblitération et est
remplacé par une sorte de tissu conjonctif périphérique.
Au neuvième jour, on trouve la surface interne plus

plissée encore et des noyaux multipliés surtout dans le milieu, donnent à la lumière intérieure une forme en sablier.

c). Rétrécissement et raréfaction du canal artériel (Rokitansky). — En 1852, cet auteur, étudiant l'anévrysme et la persistance du canal artériel — qui, d'après lui, ne seraient que des anomalies de développement — prétend que l'involution consiste en un rétrécissement et une raréfaction du canal, généralement sans l'intermédiaire d'un bouchon sanguin ; cette évolution ne se fait pas à la fois dans le canal tout entier, mais commence d'abord à peu près à la partie moyenne, plutôt du côté de l'artère pulmonaire, où l'oblitération s'observe d'abord.

d) Théorie mixte : Changement de situation du canal ; coagulation sanguine et prolifération de la tunique interne (Walkhoff). — En 1869, *Walkhoff* établit comme Langer que la structure du canal artériel diffère notablement de celle des autres vaisseaux ; particulièrement de l'aorte et de la pulmonaire : sa tunique interne est considérablement plus lâche ; le tissu élastique y est peu développé : dans la tunique moyenne, on ne trouve ni les fibres élastiques aplaties, contournées et épaisses, ni les cellules musculaires lisses placées entre elles, qu'on observe dans l'aorte et la pulmonaire. Contrairement à Langer, Walkoff dit avoir observé un réseau élastique délicat, longitudinal entre les mailles duquel on trouverait des cellules qui forment des fibres élastiques ou du tissu conjonctif comme dans les organes où on trouve du tissu conjonctif.

Walkhoff croit qu'il faut chercher la cause de l'occlusion, essentiellement dans les modifications histologiques de la paroi du canal ; mais il fait intervenir en outre le changement de position et la coagulation sanguine. »

« La capacité thoracique interne de l'enfant mort-né, dit Walkhoff, est très rétrécie ; les poumons sont serrés contre la colonne vertébrale, dans une position anormale : le diaphragme remonte très haut dans la poitrine et le cœur à une position plus horizontale (qu'après la naissance). Quand la force respiratoire est entrée en jeu, les rapports changent complètement ; les poumons augmentent de plus du double, et de ce fait, exercent en même temps une traction notable sur les bronches ; par suite, celles-ci qui étaient dirigées plutôt en arrière, sont ramenées en dehors, et par ce mécanisme, entraînent une torsion plus grande de la bifurcation de l'artère pulmonaire et du point d'abouchement du canal : cette torsion croîtra dans les deux premiers jours et jusqu'au troisième jour, par une augmentation de pression survenant dans la petite circulation. En outre la position du cœur paraît changée et la torsion croissante à droite et en dehors de l'aorte ascendante, qui résulte de l'action musculaire plus forte du ventricule gauche, semble avoir une influence sur la position future du canal puisque ces parties se déplacent facilement au milieu du tissu conjonctif lâche..... de sa position primitive en dehors, le canal est amené dans une direction plus droite ; il monte à pic le long de l'aorte et s'en rapprochant, s'y abouche à angle droit,

comme je l'ai remarqué chez les enfants de trois jours.»
(Nous avons vu que nos observations ne coïncident pas
avec cette description). « Mais en même temps, ses parois antérieure et postérieure se rapprochent tellement
que déjà, au troisième jour, rien ne pénètre dans le
canal, par la méthode des injections ; il peut encore
arriver que, par un élargissement de sa paroi postérieure, son point de jonction soit si intimement uni
à la paroi antero-interne de la bronche gauche, qu'une
pression venant de l'intérieur doive appliquer sa paroi
inférieure contre la paroi supérieure à la façon d'une
soupape.... »

Toujours; d'après le même auteur, on trouve à la fin
du second jour, que les couches longitudinales de la
tunique moyenne qui ont commencé à se multiplier
dans le voisinage de la tunique interne et que les
noyaux de leurs cellules fusiformes sont en train de se
diviser; à une époque plus reculée, on observe des processus de multiplication de la tunique interne, vers
l'épithélium. Quant à la part du sang dans l'oblitération, Walkhoff pense que l'afflux sanguin se brisant sur
les aspérités de la paroi, donne lieu à la formation d'un
dépôt de fibrine.

*C. -- Théorie physiologique. — Influence des modifica-
tions de la circulation. —* Senac, Kilian. Nous avons vu
plus haut l'opinion de (*Senac* et *Hunauld*), 1749. *Kilian,*
1826, déclare de même qu'un afflux plus considérable de
sang au poumon est la cause principale de l'occlusion du
canal artériel.

B. — Occlusion du canal par contraction. — Bernt.

« Quand l'enfant a respiré, dit Bernt, ne fut ce que quelques minutes, le canal se contracte à ses extrémités habituellement à l'extrémité aortique ». Cette opinion nous semble une simple vue de l'esprit, et ne repose pas, d'ailleurs, sur l'observation.

V. — *Théories mixtes. — Rôle du sang et contraction du canal par influx nerveux. Kiwisch. Virchow.* — Kiwisch, 1851, admet que par la dilatation des poumons, ce n'est pas seulement l'air qui s'y précipite, mais aussi le sang; l'arrivée du sang est nécessairement moindre dans le canal, qui subit de ce fait une rétraction annulaire.

L'auteur décrit au vaisseau certaines particularités anatomiques; ses parois sont ordinairement plus grosses que celles des artères avoisinantes, sa surface intérieure est ponctiforme, ses couches moyennes présentent une texture caverneuse, facilement dissociable. Dans la couche musculeuse, les faisceaux musculaires s'isolent facilement, les couches externes sont riches en vaisseaux et en nerfs. La couche interne forme des plis nombreux; les tuniques vasculaires moyenne et externe se gonflent et se contractent: circonstances réunies qui favorisent, après diminution du flux sanguin, le rétrécissement du canal, Kiwisch objecte cependant qu'il ne sait pourquoi les puissantes contractions du ventricule droit, n'envoient pas du sang dans le canal artériel, et il suppose qu'il faut admettre une force nerveuse particulière, qui fait que le canal, en présence du sang, se contracte spontanément et qu'en même temps, par antagonisme, les artères pulmonaires se relachent.

L'occlusion complète, d'après lui serait produite par

un relachement progressif de la tunique interne qui permettrait un accolement intime de ses replis et leur adhérence consécutive.

Virchow 1856, admet que l'oblitération est produite par la contraction des parois, mais qu'elle est achevée par la formation d'un thrombus.

Schultze 1871, compare l'occlusion à d'autres phénomènes physiologiques de la circulation. D'après lui, l'oblitération se fait par formation d'un thrombus, ou par un énorme abaissement de la pression sanguine qui entraîne une contraction de la paroi des vaisseaux. Quand cet abaissement de la pression coïncide avec la stagnation du courant sanguin, les conditions sont les meilleures pour que l'oblitération s'effectue sans formation de thrombus.

On peut observer le fait après la naissance, et c'est justement du côté de la pulmonaire (où la pression était auparavant la plus élevée), que cet abaissement est le plus considérable. La pression est d'abord égale dans la pulmonaire et l'aorte ; puis, coïncidant avec l'hypertrophie du ventricule gauche, la pression dans l'aorte, s'élève et dépasse celle de la pulmonaire, et c'est à ce moment que tout courant sanguin cessant dans le canal, les éléments contractiles l'emportent sur les éléments élastiques, à l'encontre de ce qui se passe dans les autres artères.

Une seule objection à ce processus très vraisemblable : il n'est pas démontré par les recherches anatomiques.

D. — Théorie anatomo-physiologique de Schanz. — Nous

y insisterons particulièrement parce qu'elle est fondée sur des observations très suivies et d'un caractère vraiment scientifique.

D'après les théories précédentes, nous avons vu que que l'oblitération n'était pas un phénomène simple, qu'elle résultait au contraire de la mise en jeu de plusieurs facteurs ; influence de la respiration, dispositions nouvelles en résultant, prolifération de la tunique interne, et peut être formation d'un thrombus.

Nous allons tâcher de voir comment Schanz a compris l'importance de chacun de ces éléments et en a tiré ses conclusions. »

Conformément à la plupart des auteurs, et à nos propres observations, il pose d'abord en principe que l'occlusion ne peut avoir lieu, dans l'utérus, avant la naissance, sans danger pour la vie ; que les organes thoraciques n'ont de rapports fixes qu'après l'agrandissement du thorax ; que c'est seulement après les premières inspirations que diverses conditions mécaniques et fonctionnelles entraînent l'inutilité du canal artériel.

Dès la vie intra-utérine — six mois environ — la tunique interne présente des plis transversaux nombreux « comme celle d'une artère récemment liée, » avait déjà dit Schultze. Chez les enfants qui ont vécu huit jours, par exemple, cette tunique présente des plis *longitudinaux*. Dans ce dernier cas, le canal tiraillé prend la forme d'un sablier ; la tunique externe est surtout intéressée dans le rétrécissement et la tunique interne se plisse longitudinalement ; peu à peu les fibres élastiques perdent leur tonicité, la forme en

sablier et les plis longitudinaux persistent d'autant
plus, que pendant ce temps, la tunique interne a
commencé à proliférer.

A propos de la structure du canal « je voulais savoir
si avant tout le canal artériel a une musculature circulaire fortement développée, et capable de provoquer
l'occlusion. . Dans les coupes longitudinales des vaisseaux, on trouve les cellules musculaires des fibres
circulaires toujours rangées dans un ordre fixe. »

A la coupe du canal, on trouve chez le mort-né :

1° l'endothélium, inégal, déformé par les plis transversaux ;

2° la couche intermédiaire considérablement épaissie ;

3° une couche de tissu élastique, connectif et fibrillaire;

4° une fissure sur laquelle Schanz insiste beaucoup et
qui est constante ;

5° la couche musculaire circulaire ;

6° une couche élastique et fibrillaire.

La musculaire circulaire existe donc, mais est beaucoup trop faible pour provoquer une contraction du
canal allant jusqu'à l'oblitération. « Langer et Walkhoff
trouvent accrues les files de noyaux situés longitudinalement près de la tunique interne, je trouve la même
chose. La couche intermédiaire — dans mes prépa-
rations est aussi remarquablement plus épaisse que celle
des autres artéres. J'ai vu, comme Walkhoff, des fais-
seaux de fibres élastiques passer des artères voisines sur
le canal artériel ; tous les observateurs ont trouvé lâche
la structure de la paroi ; je ne l'ai pu trouver qu'à une
place, à savoir en dedans d'une tunique que je considère comme formée de cellules musculaires lisses. »

Dans les jours qui suivent la naissance, cette disposition se complique : 1° les parois du canal deviennent plus lâches, s'infiltrent de cellules cytogènes qui prolifèrent ; 2° elles sont tiraillées ; 3° le canal se brise à son extrémité inférieure (vers la pulmonaire) et l'éperon constitué par la rencontre de la branche pulmonaire gauche et du canal forme une sorte de soupape qui s'applique contre la paroi supérieure ; 4° il faut attribuer une importance capitale à l'épaisissement de la paroi ; 5° ce n'est pas seulement par aspiration que s'établit la circulation pulmonaire. Le rappel a la vie des nouveau-nés en état de mort apparente, par insufflation d'air le prouve

On arrive à la conclusion qu'il existe une fermeture mécanique du canal avant qu'il ne soit oblitéré par la prolifération des tissus, et que le canal est fermé quand le pouls ombilical cesse.

« La respiration est-elle forte au début, le canal se fermera ; mais si pour une cause quelconque, la respiration redevient défectueuse, le canal se rouvre légèrement, laisse de nouveau passer une partie du courant sanguin et la circulation pulmonaire en souffre. Il y a donc des rapports intimes entre la respiration, la fermeture du canal et le développement de la circulation pulmonaire. Plus les mouvements respiratoires sont bons, plus la fermeture du canal est forte, plus la circulation pulmonaire est parfaite. »

Schanz croit enfin, qu'on peut cliniquement apprécier le moment de l'oblitération *physiologique* du canal artériel. « Après la naissance, on trouve une ascension tout à fait énorme du pouls, telle qu'on n'en observe jamais

plus de semblable pendant la vie ; après quinze ou vingt
minutes, le pouls revient à la normale. Ziegenspeck
croit, comme moi, que ce fait à un certain rapport
avec l'afflux du sang dans la voie pulmonaire nouvelle-
ment ouverte.Cette énorme accélération du pouls — je ne
veux établir aucune théorie sur sa cause — et la chute
rapide qui suit, sont encore des preuves certaines qu'à
ce moment il se passe quelque chose qui est terminé
quand la chute commence ; je crois que ce n : peut être
que la fermeture du canal artériel. »

Conclusions.

Nous allons maintenant essayer de résumer.

Il faut considérer dans l'oblitération plusieurs mo-
ments et distinguer l'oblitération physiologique de l'occlusion anatomique, qui est beaucoup plus tardive.

D'après la plupart des auteurs, l'oblitération physiologique s'observe très peu de temps après la naissance.
Les modifications produites par la respiration sont : la
déviation du courant sanguin qui a pour conséquence
l'allongement et l'augmentation de volume des artères
pulmonaires, des modifications de la pression dans
toute l'artère pulmonaire : cette pression d'abord supérieure à celle de l'aorte, lui devient d'abord égale, puis
inférieure.

Dès l'établissement de la circulation pulmonaire, le
canal tiraillé un peu, et légèrement dévié par l'abaissement du diaphragme, la projection du sternum, l'am-
pliation du poumon, se rétrécit ; sa paroi inférieure

s'applique contre la paroi supérieure à la façon d'une soupape ; le sang n'y peut plus passer ; il est devenu organe inutile. Dès lors, commence le travail d'oblitération.

Il semble débuter par la partie moyenne, un peu vers la pulmonaire (rétrécissement en sablier) ; un plissement longitudinal rétrécit circulairement son calibre, qui est encore diminué par l'inclusion de cellules conjonctives dans sa tunique interne. Les tuniques externes ne participent pas au processus.

L'oblitération met toujours un temps variable avant d'être complète ; elle est définitive à une époque qui varie ; les auteurs ne s'accordent guère sur ce sujet. C'est après le dernier terme : *l'oblitération anatomique,* que le vaisseau inutile régresse, se résorbe, se pourrit, disait déjà Galien, et après un espace de temps assez court, devient ligament artériel. Il n'a plus à cette époque qu'un intérêt médiocre, mais au même titre que le thymus, les artères ombilicales, le canal d'Aranzi, il atteste par son oblitération que la fonction seule fait l'organe, qu'indispensable pendant la vie fœtale, la nature l'annihile, lorsqu'il n'a plus que faire, par son processus ordinaire : l'étouffement par les tissus conjonctifs.

OBSERVATIONS PERSONNELLES

Nouveau-né. — Le canal est grand ouvert d'un bout à l'autre. Rien n'indique qu'il va s'oblitérer. Le type artériel se rapproche du type musculaire. La couche des fibres musculaires lisse est disposée en un anneau assez épais.

En dedans, la tunique moyenne est séparée de l'endartère par la lame élastique interne qui, revenue sur elle-même a un aspect festonné. La tunique externe ne présente rien de particulier.

Enfant de dix-huit mois. — L'oblitération reste inachevée dans toute l'étendue du canal, tout en augmentant à partir de ses extrémités. Sur la coupe transversale, il y a accolement intime des parois, selon une ligne à peu près centrale. A une des extrémités de l'ancien canal, il reste une petite lumière irrégulièrement triangulaire. On voit nettement la couche celluleuse, au-dessous de la couche musculeuse encore reconnaissable et composée presque exclusivement de fibres circulaires, et enfin la tunique interne.

La ligne de suturation ou d'accolement des parois de la tunique interne se reconnaît très nettement. La prolifération qui donne lieu à l'oblitération paraît se faire exclusivement aux dépens de l'endartère. Elle est très irrégulière et c'est surtout par un point de son étendue que l'endartère végète en formant une saillie volumineuse qui marche à la rencontre du reste de la paroi. A certains endroits, l'oblitération est presque complète, mais à un des angles de la ligne de soudure, il reste un petit espace comblé par un caillot sanguin fibrineux.

Enfant de vingt mois. — Le canal n'est complètement formé que tout-à-fait en son milieu. En se reportant de ce point soit vers l'aorte, soit vers l'artère pulmonaire, on voit que le canal est resté perméable. La lumière est d'autant plus large qu'on se rapproche davantage des extrémités.

Le point oblitéré montre que c'est à la végétation de l'artère qu'est due l'oblitération. Cette végétation n'est pas uniforme, c'est-à-dire que tout le pourtour du canal n'y participe pas également. D'un point de la circonférence du vaisseau s'élève une saillie qui devient l'origine de l'oblitération. Celle-ci est complète quand la saillie a envahi toute la lumière du canal et est venue se souder à la périphérie de la surface interne du reste de l'endartère.

FIGURE 6. — CANAL ARTÉRIEL EN VOIE D'OBLITÉRATION (ENFANT DE 20 MOIS)

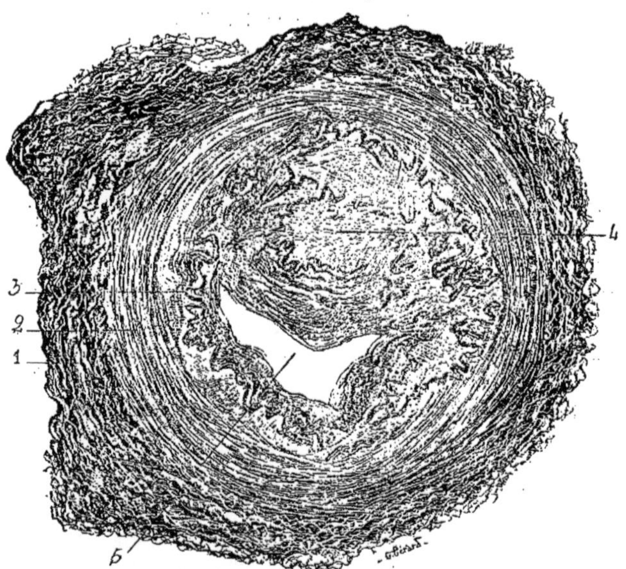

1. Tunique celluleuse. — 2. Tunique musculaire. — 3. Lame élastique de l'endartère. — 4. Portion conjective de l'endartère qui bourgeonne pour oblitérer le vaisseau. — 5. Lumière du canal.

Enfant de vingt-deux mois. — Aux deux extrémités du canal, il reste encore un pertuis. Mais, au centre, l'oblitération est complète. La *cicatrice* est étalée et l'on voit nettement que l'oblitération est dûe à la végétation des éléments le l'endartère. A certains endroits, l'ancien canal laisse voir deux petites lumières séparées par un pont. Ce qui indique que l'union des parois ne commence pas sur toute la ligne d'un seul coup. Par place, à un des angles de la cicatrice étoilée, il reste les traces très visibles d'un thrombus fibrineux.

Figure. 7. — CANAL ARTÉRIEL EN VOIE D'OBLITÉRATION (ENFANT DE 22 MOIS)

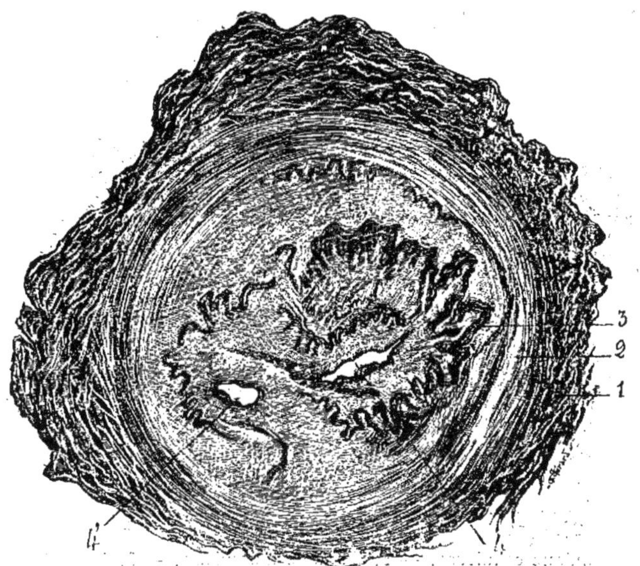

1. Tunique celluleuse. — 2. Tunique musculaire. — 3. Lame élastique de l'endartère. — 4, 4. Restes de la lumière du canal démontrant que l'oblitération ne se fait pas d'un seul bloc par l'accolement et la soudure de toute la surface à la fois de la cavité du canal.

Enfant de trois ans. — Canal encore perméable à ses deux extrémités. Deux parties encore canalisées correspondant l'une à l'aorte, l'autre à l'artère pulmonaire ont l'aspect infundibuliforme.

Au fur et à mesure qu'on s'éloigne de l'aorte et de l'artère pulmonaire, on voit leur lumière se rétrécir. Au centre du canal, la lumière a cessé et l'oblitération est complète. Elle s'est faite suivant une ligne plissée comme si l'élasticité du canal avait joué un rôle dans l'amoindrissemen[t] de sa lumière centrale. La musculeuse se reconnaît toujours de la tunique celluleuse. Celle-ci s'est chargée de carmin. La tunique moyenne, au contraire, n'a pris que peu le rouge du picro-carmin. Ses fibres musculaires disposées en anneaux et ses éléments élastiques sont encore très reconnaissables.

Figure 8. — CANAL ARTÉRIEL DONT L'OBLITÉRATION EST ACHEVÉE (enfant de 3 ans).

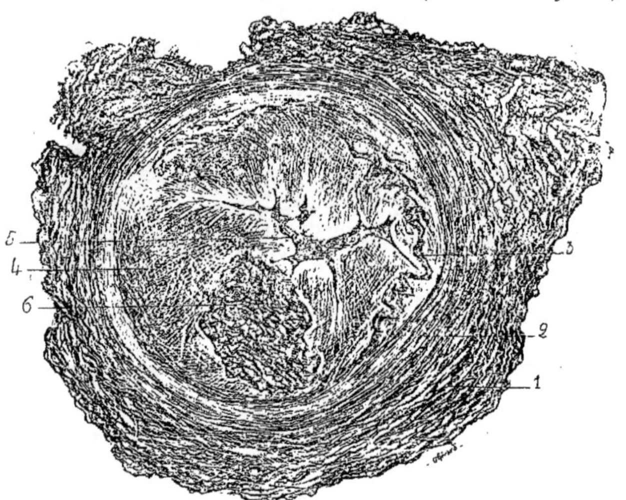

1. Tunique celluleuse. — 2. Tunique musculaire. — 3. Lame élastique de l'endartère. — 4. Portion conjonctive de l'endartère dont la prolifération aboutit à l'oblitération du canal. — 5. Cicatrice centrale. — 6. Formation d'aspect celluleux dans l'épaisseur même de l'endartère paraissant être un débris d'un caillot sanguin en voie de dégénérescence et abandonné là au moment de la fermeture cicatricielle du canal.

Enfant de deux mois (Canal à forme exceptionnelle). — Canal irrégulièrement fusiforme très volumineux. Sa longueur est d'environ 18 millimètres, sa grosseur de 6 à 7 millimètres, au niveau de la panse du fuseau.

A ses deux extrémités, il est à peu près clos. Au milieu, il renferme une cavité ovoïde pleine d'un caillot sanguin cruorique. C'est une forme spéciale d'oblitération, qui permet de rapprocher cette observation des cas rapportés par *Thore* sous le nom d'anévrysmes du canal artériel. Il s'est formé, en effet, sur le trajet du canal une sorte de dilatation ovoïde, une sorte de poche anévrysmale qui s'est isolée des deux extrémités du canal artériel, par rétrécissement et oblitération de ces dernières.

(Que fut devenue cette poche? Le caillot se serait vraisemblablement, en partie résorbé, en partie réorganisé et le canal artériel serait dès lors devenu fibreux dans toute sa longueur comme à l'ordinaire, tout en conservant un volume et une forme en rapport avec son volume et sa forme primitifs.

En résumé, on peut dire :

Qu'il faut distinguer l'oblitération anatomique — en rapport avec la disparition des fonctions physiologiques du canal, — de l'oblitération histologique, plus lente et plus tardive.

Que l'époque d'oblitération complète et totale du canal est assez variable ; que cette obliiération est irrégulière et se fait aux dépens de l'hyperplasie des éléments de la couche profonde de l'endartère.

La ligne de suturation est plissée comme si le retrait de la lame élastique interne de la tunique moyenne en avait ordonné la disposition.

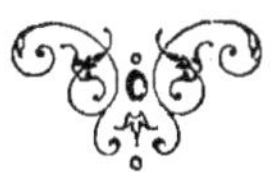

CONCLUSIONS

1. — Le canal artériel établit une communication entre l'artère pulmonaire et l'aorte descendante.

2. Dans la série des vertébrés, il apparaît chez les dipnoïques et sa naissance correspond à l'ébauche d'une double circulation. On le retrouve dans toute la série, plus ou moins modifié, mais conservant toujours son rôle d'anastomose antéropostérieure.

3. — Il prend toujours naissance, quel que soit le nombre des arcs aortiques, aux dépens du dernier arc artériel. Nous avons considéré chez l'homme quatre arcs artériels seulement : le canal artériel, bi latéral à l'origine, se développe avec la pulmonaire aux dépens du quatrième arc aor-

tique gauche. Cette disposition n'est pas la même, naturellement, chez les oiseaux et les reptiles, dont les arcs artériels qui persistent ne sont pas identiques à ceux de l'homme.

4. — Le canal artériel est extra-péricardique et fait partie du médiastin postérieur ; topographiquement, il correspond à peu près au cartilage de la deuxième côte gauche ou à son articulation avec le sternum. Sa position varie légèrement avec l'âge des sujets ; en arrière il répond au sixième espace intercostal gauche.

5. — Son point d'origine sur la pulmonaire chez l'enfant, sur la branche pulmonaire gauche chez l'adulte est variable, et plus ou moins rapproché de la bifurcation.

6. — Sa direction est à peu près horizontale, antéro-postérieure avec légère inclinaison de gauche à droite ; après la naissance, cette direction devient un peu oblique de bas en haut

7. — Le point d'aboutissement est sur la fin de de la crosse de l'aorte, au dessous de la sous-clavière gauche, au-dessus des premières inter-costales.

8. — La longueur oscille entre les extrêmes 5 et 26 millimètres ; on peut prendre comme moyenne de 9 à 12 millimètres.

9. — Le diamètre, toujours inférieur chez le

fœtus à celui de la pulmonaire, oscille entre les extrêmes 3 et 9 millimètres ; on peut prendre comme moyenne de 4 à 5 millimètres.

10. Le ligament artériel a un diamètre à peu près constant : 3 millimètres.

11. La lumière du canal est large chez le fœtus et diminue aussitôt après la naissance jusqu'à l'oblitération complète.

12. Le ligament artériel a l'aspect fibreux ; de la lumière primitive du canal, il ne reste chez l'adulte qu'une faible dépression cicatricielle, souvent même introuvable, au niveau du point d'abouchement dans chacun des deux vaisseaux.

13. Les anomalies du canal artériel sont rares et peuvent toujours s'expliquer par l'embryologie.

14. Physiologiquement, le canal artériel n'a de rôle que dans la circulation placentaire ; il conduit dans l'aorte le sang venant de la veine cave inférieure.

15. Il s'oblitère après la naissance à une époque qui varie avec les sujets ; on ne le trouve jamais jamais oblitéré avant le quinzième jour.

16. Le processus histologique d'oblitération est assez bien connu ; diverses théories ont été émises ; nous croyons être autorisés, d'après nos observations personnelles, à accepter la théorie anatomo-physiologique de Schanz.

17. L'oblitération s'effectue surtout par prolifération de la tunique interne, survenant à la suite
des modifications circulatoires imposées par le
poumon après la naissance.

Vu :	Bon a Imprimer
Le Doyen de la Faculté	*Le Président de Thèse*
DE LAPERSONNE	Ch. DEBIERRE

Vu et permis d'imprimer :
A Lille, le 23 Juin 1897.
Le Recteur de l'Académie
J. MARGOTTET.